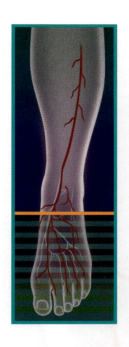

Amputação e Reconstrução nas Doenças Vasculares e no Pé Diabético

Nelson De Luccia
Professor Livre-Docente do Departamento de Cirurgia e
Professor Associado da Disciplina de Cirurgia Vascular da
Faculdade de Medicina da Universidade de São Paulo

REVINTER

Amputação e Reconstrução nas Doenças Vasculares e no Pé Diabético
Copyright © 2006 by Livraria e Editora Revinter Ltda.

ISBN 85-7309-979-8

Todos os direitos reservados.
É expressamente proibida a reprodução
deste livro, no seu todo ou em parte,
por quaisquer meios, sem o consentimento
por escrito da Editora.

Contato com o autor:
nluccia@uol.com.br

A precisão das indicações, as reações adversas e as relações de dosagem para as drogas citadas nesta obra podem sofrer alterações.
Solicitamos que o leitor reveja a farmacologia dos medicamentos aqui mencionados.
A responsabilidade civil e criminal, perante terceiros e perante a Editora Revinter, sobre o conteúdo total desta obra, incluindo as ilustrações e autorizações/créditos correspondentes, é do(s) autor(es) da mesma.

Livraria e Editora REVINTER Ltda.
Rua do Matoso, 170 – Tijuca
20270-131 – Rio de Janeiro – RJ
Tel.: (21) 2563-9700 – Fax: (21) 2563-9701
livraria@revinter.com.br – www.revinter.com.br

Prefácio

A necessidade de remover parte do organismo para promover a cura do indivíduo é ainda comum na Medicina, fato que constitui grande parte da atividade da cirurgia.

A evolução do conhecimento médico, tanto sob o ponto de vista da profilaxia, como da utilização de métodos terapêuticos, tende a reduzir a prática destes procedimentos. O conceito aplica-se a qualquer aparelho ou sistema. Tumores malignos, por exemplo, ainda demandam ressecções, às vezes extensas, para preservar a vida. A remoção dos tecidos doentes é realizada simultaneamente à reconstrução, para garantir funções fisiológicas. Exames periódicos para o diagnóstico precoce de doenças e métodos terapêuticos associados à cirurgia procuram minimizar a necessidade de ressecções extensas.

O problema das amputações de extremidades pode ser analisado de forma análoga. As provocadas por doenças degenerativas, como a aterosclerose obliterante, são, até certo ponto, evitáveis. Lesões isquêmicas podem ser tratadas de diversas formas. As associadas à neuropatia diabética tanto são tratáveis por vários esquemas terapêuticos como são alvo de campanhas educacionais profiláticas. O exame periódico dos pés pode previnir o aparecimento de lesões que levam às amputações.

As ressecções ainda são necessárias entretanto e, como método terapêutico salvador de vidas, devem ser realizadas de forma objetiva e no tempo adequado. Neste caso, as amputações devem ser feitas judiciosamente e, além da remoção dos tecidos inviáveis, executadas de maneira reconstrutiva, para a preservação futura da função do membro residual.

Este texto procura abordar tais aspectos. O título chama atenção para as amputações, que são operações que removem parte do organismo para promover a cura. Em seu desenvolvimento, contudo, este trabalho discorre sobre as maneiras de evitá-las, ou sobre como diminuir a sua extensão.

Após os capítulos Introdução, Incidência e Causas de Amputações, nos quais se procura situar o problema do ponto de vista filosófico e do da incidência populacional, outros três, fundamentados na prevalência da doença arterial, discutem a doença arterial obstrutiva periférica, o tratamento da doença arterial e a correlação entre doença vascular e diabetes.

No capítulo sobre Doença Arterial Obstrutiva Periférica, a característica anatomopatológica da doença aterosclerótica e de outras doenças arteriais é discutida brevemente. Procura-se enfatizar a avaliação da condição isquêmica do membro, tanto sob o ponto de vista de exames clínicos, como do de exames auxiliares. A compreensão das condutas diante de formas de apresentação de lesões isquêmicas baseia-se nesta avaliação funcional. Esta discussão, mais do que para especialistas, é destinada a estudantes de Medicina, residentes, médicos de outras áreas ou profissionais de atividades correlatas.

A parte do tratamento da doença arterial obstrutiva aborda, de forma genérica, as possibilidades de intervenção sobre as artérias. Não é nosso objetivo esgotar a apresentação das modalidades terapêuticas. Como exemplo, técnicas básicas utilizadas no território aortoilíaco e fêmoro-poplíteo, como operações em derivação, endarterectomias e as opções terapêuticas endovasculares, são ilustradas.

O capítulo referente à Doença Vascular e Diabetes deve-se à alta incidência atual de complicações nos pés e às amputações, decorrentes de *Diabetes Mellitus*. As peculiaridades da doença aterosclerótica dos diabéticos é discutida, assim como a neuropatia diabética, responsável individualmente por complicações graves que possam causar amputações. O aparelhamento ortopédico para diversas situações associadas à neuropatia diabética é apresentado e é proposta classificação própria para as lesões diabéticas.

Em Procedimentos Realizados no Pé, debridamentos ou desbridamentos, nome dado aos procedimentos de remoção dos tecidos desvitalizados, são apresentados. Apesar de muito freqüentes, estas operações não são habitualmente abordadas nos livros sobre amputações. Aspectos peculiares relativos à retirada cirúrgica de tecidos desvitalizados, como os da remoção de hiperceratose ungueal ou plantar, são discutidos. São ilustradas osteotomias necessárias para aliviar a pressão de proeminências ósseas, causa subjacente de ulcerações. Aspectos relacionados aos cuidados com curativos e preparação do leito da ferida para cicatrização são também enfocados nesta parte. Curativo a vácuo, entre outros, e o revestimento de áreas cruentas com enxerto livre de pele são exemplificados. O procedimento inicial de revascularização, sob a forma de controle arteriográfico, foi apresentado quando se considerou que o mesmo poderia auxiliar na compreensão do tratamento executado.

No capítulo Amputações Parciais de Pé são discutidas operações que representam o universo amplo de intervenções. Procedimentos conhecidos como clássicos são apresentados em conjunto com outras operações. O tipo de aparelhamento ortopédico para cada situação é exemplificado. Este tipo de informação é para especialistas, que, acostumados a praticar as intervenções cirúrgicas, nem sempre têm conhecimento do tipo de órteses ou próteses necessárias no pós-operatório.

As operações no retropé, que atualmente são alvo de propostas de modificações técnicas, são particularmente debatidas. São apresentadas, também, ressecções ósseas intermediárias, com preservação de partes moles, chamadas por alguns de amputações virtuais. Procedimentos especiais, com a utilização de retalhos pediculados transplantados com anastomose microcirúrgica, são discutidos, particularmente em casos de gangrena isolada do calcanhar.

A apresentação dos níveis maiores de amputação é precedida por discussão genérica sobre o Tratamento das Diferentes Estruturas. As amputações ou desarticulações maiores ilustradas a seguir são: Desarticulação do Tornozelo, Amputação Transtibial, Desarticulação do Joelho, Amputação Transfemoral e Desarticulação do Quadril e Hemipelvectomia. Aspectos técnicos de operações reais ou realizadas em cadáveres apresentados, além de desenhos esquemáticos e considerações gerais e aspectos protéticos, são também incluídos.

Nas Considerações Gerais sobre Próteses, discutem-se, genérica e especificamente para cada nível, os aspectos relacionados às próteses utilizadas para a recuperação da deambulação após amputações e destina-se a cirurgiões que possam beneficiar-se com estas informações nem sempre veiculadas em textos médicos.

O texto apresenta a experiência cirúrgica e protética do autor, sendo o mesmo responsável, também, pelas ilustrações e documentação.

Nelson De Luccia

Dedicatória

Ao paciente com doença vascular.

À minha família.

Foreword

The primary objective of both the vascular surgeon and the foot and ankle surgeon is the prevention of lower limb amputations. If amputation is unavoidable, their secondary objective is to do the least disabling amputation, while the third is the prevention or delayed loss of the other foot. The methods of achieving these three closely linked objectives are superbly addressed in this concise and well-written volume of 261 pages in a manner relevant to all members of the limb-preservation team.

Introductory chapters cover the incidence of amputations reported worldwide as well as the many diseases that may lead to this outcome. Following chapters contain succinct discussions of the clinical and laboratory evaluation of lower limb arterial disease and the current treatment options, ranging from endarterectomy to by-pass procedures including those to the foot. Operative techniques emphasizing proper handling of tissues for all levels of amputation are adequately presented, including such "orphan" procedures as knee disarticulation and Syme ankle disarticulation and its variants. These procedures allow direct end-weight-bearing along normal proprioceptive pathways in addition to having excellent prosthetic options, yet are performed far too seldom by most surgeons. The author's exemplary commitment to preservation of weight-bearing function is also shown by a very detailed account of partial foot amputations which conserve foot length and width, enhancing rehabilitation with various combinations of orthoses, simple prostheses and shoes.

There are also three valuable sections not commonly found in a text by a vascular surgeon. The first discusses minor procedures within the foot including debridement of nails, calluses, ulcers and necrotic tissue. Osteotomy of metatarsals and local resection of other bony prominences to remove areas of increased plantar pressure as well as excision of bone exposed in wounds are discussed. The goal of these simple limb-preserving procedures is a closed wound in a useful foot. The second section presents the special aspects of vascular disease in diabetics. This is especially pertinent since at least one third of diabetic patients have significant vascular disease of the lower limbs, making the vascular surgeon one of the most essential members of the diabetic foot care team. Emphasis is placed on a complete preoperative evaluation of the diabetic patient, not only of the presenting lesion, but of coexisting coronary artery and renal disease. The final chapter is focused on the currently available options for the fitting of prosthetic limbs, covering each level of amputation in turn.

The entire text is liberally illustrated with clinical and intraoperative color photographs and radiographs, supplemented with the author's own clear drawings, for a total of 628 illustrations. With its holistic approach and lucid style, this book deserves a place in the library of every vascular and foot and ankle surgeon as well as their colleagues sharing the objective of lower limb preservation.

John H. Bowker, M.D.
Professor Emeritus
Department of Orthopaedics and Rehabilitation
Miller School of Medicine
University of Miami

Apresentação

O principal objetivo do cirurgião, seja vascular ou de pé e tornozelo, é evitar as amputações dos membros inferiores. E se isto for inevitável, sua próxima meta será executar um procedimento que resulte no menor grau de incapacidade possível, enquanto previne ou retarda a perda do outro pé. Este volume, de 261 páginas muito bem escritas, aborda estas três metas, intimamente associadas, de maneira soberba e relevante para todos os membros da equipe de preservação de extremidades.

Os capítulos introdutórios cobrem a incidência de amputações informada em todo o mundo, assim como as muitas doenças que podem levar a este resultado. Os capítulos seguintes contêm discussões sucintas sobre a avaliação clínica e laboratorial da doença arterial dos membros inferiores e das opções de tratamento atuais, que variam desde a endarterectomia até os procedimentos de revascularização, incluindo aqueles que envolvem os pés. O texto apresenta adequadamente as técnicas de operação, com ênfase no manuseio apropriado de tecidos em todos os níveis do processo de amputação, incluindo os procedimentos chamados "órfãos", como a desarticulação do joelho e a desarticulação de tornozelo de Syme e suas variáveis. Estes procedimentos permitem a transferência direta de carga (*end-weight-bearing*) ao longo de vias proprioceptivas, além de oferecerem opções de prótese excelentes, e já estão sendo executados com freqüência pela maioria dos cirurgiões. O compromisso exemplar do autor com a preservação da função de suporte de peso do pé é também demonstrado por uma narrativa muito bem detalhada de amputações parciais que conservam o comprimento e a largura do pé, aperfeiçoando, assim, a reabilitação com a possibilidade de combinação de órteses, próteses simples e calçados.

Há, também, três seções valiosas e pouco comuns em textos escritos por um cirurgião vascular. A primeira discute procedimentos menores no pé, incluindo desbridamento de unhas, calos, úlceras e tecido necrótico. São discutidas também a osteotomia dos metatarsos e a ressecção local de outras proeminências ósseas para remover áreas de aumento de pressão plantar, assim como a excisão de osso exposto em ferimentos. A meta destes procedimentos simples de preservação de membros é a de um ferimento fechado em um pé funcional. A segunda seção apresenta os aspectos peculiares da doença vascular em pacientes diabéticos. Este tema tem relevância especial, uma vez que pelo menos um terço dos diabéticos apresenta doença vascular significativa dos membros inferiores, o que transforma o cirurgião vascular em um dos elementos mais essenciais da equipe de cuidados do pé diabético. Observa-se a ênfase dedicada à avaliação pré-operatória completa do paciente diabético, não só da lesão apresentada, mas também quanto à presença concomitante de doença renal e da artéria coronária.

O capítulo final se concentra nas opções atualmente disponíveis para o implante de próteses e aborda cada nível de amputação envolvido.

O texto também está generosamente ilustrado com radiografias e fotografias coloridas, tanto clínicas como intra-operatórias, complementadas com desenhos de alta qualidade do próprio autor, totalizando 628 ilustrações. Com esta abordagem holística e estilo lúcido, este livro merece um lugar na biblioteca de todo cirurgião vascular e de pé e tornozelo, assim como na literatura de todos os profissionais que compartilham a meta de preservação dos membros inferiores.

John H. Bowker, M.D.
Professor Emeritus
Department of Orthopaedics and Rehabilitation
Miller School of Medicine
University of Miami

Sumário

CAPÍTULO 1
Introdução 1

CAPÍTULO 2
Incidência 5

CAPÍTULO 3
Causas de Amputações 11
Morte Celular Isquêmica por Aterosclerose 11
Infecção 14
Trauma 17
Destruição Tecidual e Gangrena por outras Doenças Arteriais . . . 19
Amputações por outras Doenças Vasculares 22
Amputações por outras Doenças 23

CAPÍTULO 4
Doença Arterial Obstrutiva Periférica 27
Manifestações Clínicas 29
Avaliação do Paciente 29
Exame Físico 30
   Inspeção 30
   Palpação 32
   Ausculta 34
Métodos para Avaliação Quantitativa da Isquemia dos
Membros Inferiores. 34
   Medidas de pressão no tornozelo 36
   Medida de pressão no dedo 38
   Registros gráficos 39
   Medida de pressão transcutânea de oxigênio 40

Métodos de Imagem para Diagnóstico da Daop 41
    Arteriografia 41
    Angiorressonância 45
    Eco-Doppler 47

CAPÍTULO 5
Tratamento da Isquemia 49

Intervenções no Território Aortoilíaco 49

Intervenções no Território Infra-Inguinal 50

Aspectos Técnicos dos Procedimentos de Revascularização 52

Técnicas Endovasculares 52

Endarterectomia 54

Operações Cirúrgicas em Derivação ou Ponte 57

Revascularizações com outros Materiais Autógenos 63

CAPÍTULO 6
Doença Vascular e Diabetes 67

Doença Macrovascular 68

Arteriografia 72

Microangiopatia e Neuropatia Diabética 73

Fisiopatologia 73

Diagnóstico e Apresentação Clínica 77

Classificação das Lesões Diabéticas e
Acomodação do Pé Diabético 83

Sistema de Classificação de Risco do Pé Diabético 84
    Grupo 1 84
    Grupo 2 88

CAPÍTULO 7
Procedimentos Realizados no Pé 97

Debridamentos Associados a Revascularizações 97

Debridamentos de Lesões Não-Isquêmicas 100

Remoção de Hiperceratose Ungueal e Plantar 101

Revestimento Cutâneo após Preparação do Leito da Ferida 103

Osteotomias Associadas aos Debridamentos 106

CAPÍTULO 8
Amputações Parciais de Pé 109
Amputações e Desarticulações de Dedos 110
Amputações Longitudinais de Metatarsos 114
Amputações Transmetatarsianas 116
Desarticulação dos Metatarsianos. 118
Amputações e Desarticulações Mediotársicas 121
Operações na Região do Retropé - Operação de Chopart 124
Outras Amputações no Retropé 128
Outras Operações Correlatas 132
Procedimentos Especiais em Segmentos Remanescentes de Amputações Anteriores 136
Preservação do Pé em Condições Especiais. 137
Relato de Caso 1 138
Relato de Caso 2 140
Relato de Caso 3 143

CAPÍTULO 9
Tratamento das Diferentes Estruturas. 145
Introdução 145
Pele 146
Relato de Caso 147
Musculatura 150
Nervos 151
Vasos Sanguíneos 152
Ossos 153

CAPÍTULO 10
Desarticulação do Tornozelo 155
Técnica Cirúrgica 156
Considerações Gerais 160

CAPÍTULO 11
Amputação Transtibial 161
Técnica Cirúrgica 164
Considerações Gerais 173

CAPÍTULO 12
Desarticulação do Joelho 177
Técnica Cirúrgica 178
Considerações Gerais 185

CAPÍTULO 13
Amputação Transfemoral 193
Técnica Cirúrgica 195
Considerações Gerais 199

CAPÍTULO 14
Desarticulação do Quadril 201
Técnica Cirúrgica 202
Considerações Gerais 211

CAPÍTULO 15
Considerações Gerais sobre Próteses. 215
Introdução 215
Peças de Encaixe para os Diferentes Níveis de Amputação 218
Encaixe para a Desarticulação do Tornozelo (Syme) 219
Encaixe para as Amputações Transtibiais 220
Encaixe para a Desarticulação do Joelho 223
Encaixe nas Amputações Transfemorais 224
Encaixe para a Desarticulação do Quadril 231
Componentes Protéticos 232
Peças de Conexão e Alinhamento 235
Sistemas de Joelho 235
Articulações do Quadril 240

Bibliografia 241
Índice Remissivo 245

CAPÍTULO 1

Introdução

Amputações de extremidades são relatadas desde os primórdios da história da humanidade, sendo um dos primeiros procedimentos cirúrgicos a ser realizado. A Figura 1-1 ilustra amputação feita pelos patronos da Medicina, Cosme e Damião.

De fato, além da amputação, o episódio ilustra o primeiro transplante. Na parte inferior da ilustração, observa-se membro amputado, demonstrando ulceração. Outro, de cor negra, pode ser visto nas mãos de um dos cirurgiões, sendo implantado no paciente.

Esse episódio da história da medicina e da religião cristã foi reproduzido por inúmeros outros artistas, como pode ser observado também na Figura 1-2. Conhecido como a cura de Justiniano, tem de curioso o fato de, na maioria das versões, ter sido reproduzido membro negro junto ao corpo de Justiniano. Segundo a lenda, a perna de cor preta foi amputada de um mouro recém-falecido, para o transplante.

A preocupação dos cirurgiões, era além de praticar a amputação e remover os tecidos doentes, implantar outro membro no local, revelando aspectos que, ainda atualmente, envolvem os procedimentos cirúrgicos das amputações dos membros.

A história do desenvolvimento da medicina e da técnica operatória esteve sempre relacionada às amputações. Manobras fundamentais, como a hemostasia, foram inicialmente praticadas durante as amputações de membros. Cirurgiões foram imortali-

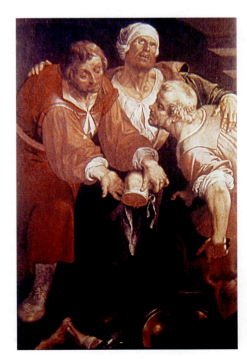

Fig. 1-1. Amputação de membro inferior atribuída a Cosme e Damião (autor não identificado), seguida de transplante de membro de cor preta.

2 AMPUTAÇÃO E RECONSTRUÇÃO NAS DOENÇAS VASCULARES E NO PÉ DIABÉTICO

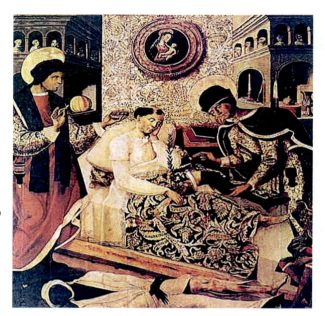

Fig. 1-2. Nesta reprodução, de Fernando de Rincon, atualmente no Museu do Prado, em Madrid, vê-se membro, negro, transplantado, junto ao corpo de Justiniano. Na parte de baixo da ilustração, o corpo morto do mouro, doador, com a perna doente amputada de Justiniano, demonstrando sinais de doença.

zados graças à associação a técnicas e níveis de amputação. As amputações têm, entretanto, estigma negativo: o paciente, os familiares e a equipe médica são afetados.

Para o paciente e familiares, a perda da extremidade, seja membro superior seja inferior, é associada à idéia da morte, e a mutilação representada por ela implica importantes repercussões psicológicas. Para os médicos, a associação ao ato da amputação de membros é habitualmente indesejável. Os cirurgiões sentem-se gratificados em poder preservar a extremidade, seja realizando enxertos vasculares, sínteses ósseas, transferência de tecidos através de retalhos microcirúrgicos ou outros procedimentos. A necessidade de praticar a amputação é vista como a falência dos métodos terapêuticos, sendo encarada de forma negativa.

Em parte por isso e por ser procedimento encarado como simples e sem desafios técnicos, as amputações são, em geral, praticadas por indivíduos mais jovens e inexperientes das equipes médicas, no final do período cirúrgico, supervisionadas por cirurgiões imediatamente superiores, também inexperientes. Como conseqüência, são operações freqüentemente realizadas de maneira inadequada, e o membro residual resultante nem sempre é o ideal para a futura reabilitação do paciente.

Outro aspecto que faz com que as amputações nem sempre sejam realizadas da melhor maneira é o fato de a maioria dos cirurgiões não estar familiarizada com o aparelhamento protético. Isto interfere tanto no tratamento das diferentes estruturas (pele, músculos, ossos, vasos e nervos) durante a operação, quanto na escolha do nível de amputação.

A decisão em relação ao nível de amputação é complexa. Sob o ponto de vista de cicatrização, quanto maior a ressecção, maior a possibilidade de resolução da causa da amputação: nas causadas por isquemias decorrentes de obstruções arteriais, quanto maior a ressecção tecidual, maior a possibilidade de os tecidos remanescentes preservarem a irrigação pela proximidade da aorta; nas causadas por traumatismo ou infecção, quanto mais proximal o nível, maior a possibilidade de eliminação dos tecidos traumatizados ou infectados; nas indicadas por neoplasias, quanto mais alargada a ressecção, maior a possibilidade de extirpação do tecido tumoral. Entretanto, sob o ponto de vista de reabilitação, a preservação da estrutura corporal é desejável para a recuperação da mobilidade do paciente, com ou sem o uso de prótese. Este fato estabelece dilema de decisão quanto ao nível de amputação a ser realizado. Por um lado, os níveis proximais são mais seguros para a remoção de partes doentes ou tecidos traumatizados; por outro lado, para a recuperação da locomoção, os níveis distais são genericamente melhores. Como métodos objetivos de avaliação da condição circulatória, no nível de secção proposto, ainda não são conclusivos ou reprodutíveis, a decisão final é baseada em parâmetros clínicos, portanto, subjetivos.

A situação em que a dificuldade deste tipo de decisão fica bem exemplificada é quanto à preservação da articulação do joelho. Freqüentemente, esta articulação é sacrificada pela ansiedade do cirurgião extirpar partes supostamente isquêmicas, infectadas ou traumatizadas, seguindo o princípio de margem de segurança cirúrgica, valorizando este conceito em detrimento da reabilitação futura do paciente.

Esta decisão, de fato, nem sempre é fácil. Nas operações realizadas por isquemia, a não-cicatrização em nível distal implica novo procedimento cirúrgico, com toda a carga de sofrimento psíquico e risco de nova anestesia em pacientes, em geral, de faixa etária avançada e associação a doenças sistêmicas variadas.

Outros fatores devem ser considerados. A não-cicatrização das incisões cirúrgicas pode ser causada por problemas de técnica operatória e não pela isquemia tecidual. Além disso, métodos para estimar a qualidade de vida após amputação ainda não são adequados para oferecer dados precisos para a decisão cirúrgica, o que pode levar o cirurgião a imaginar que não exista diferença entre amputação transtibial ou transfemoral. Quem convive com a reabilitação de amputados, entretanto, sabe que esta diferença é significativa, podendo, no caso de pacientes geriátricos, representar o fator decisivo entre a recuperação ou não da capacidade de deambulação. Pedersen, em 1968, refere-se à preservação da articulação do joelho como o aspecto mais importante em relação à possibilidade de reabilitação do amputado geriátrico.

Decisões também devem ser tomadas pelo cirurgião diante da situação de se tentar o salvamento do membro ou praticar amputação primária. As técnicas de revascularização progrediram muito nos últimos anos, e a possibilidade de se evitar amputações aumentou, mesmo na concomitância de situações de arteriopatia distal, como no caso da população diabética. O mesmo se aplica aos traumatismos, em relação à possibilidade de sínteses ósseas, e à utilização de técnicas microcirúrgicas para o revestimento de áreas cruentas e perda de substância. Portanto, para que a decisão justa entre se tentar procedimentos complexos ou praticar a amputação seja tomada, diversos fatores devem ser considerados: a avaliação do risco cirúrgico, a possibilidade de funcionamento da revascularização, o comprometimento eventual do próprio nível de amputação em caso de não funcionamento do enxerto e a funcionalidade da extremidade revascularizada após a operação.

A maneira de minimizar o problema é o cirurgião ter o máximo de informações sobre as possibilidades de preservação da extremidade, as técnicas ideais de amputação, a função após secções em diferentes níveis, as possibilidades protéticas e a qualidade de vida em face das revascularizações ou amputações. Alguns desses conhecimentos fazem parte de especialidades médicas de forma bem definida. Outros, entretanto, como as características dos aparelhos ortopédicos, nem sempre são repassados adequadamente para a prática médica. Houve um grande avanço tecnológico também nessa área, no desenvolvimento de dispositivos mecânicos, eletrônicos e nos materiais utilizados. Esses desenvolvimentos são feitos habitualmente por indústrias e transmitidos aos técnicos ortopédicos. Dessa forma, o conhecimento médico em relação às amputações é freqüentemente incompleto, e nem sempre acompanha as possibilidades atuais de protetização.

O objetivo desta publicação é discutir aspectos que envolvem situações de risco dos membros inferiores, particularmente relacionadas à doença vascular, e informações que possam auxiliar nas decisões quanto à possibilidade de salvamento de membro ou prática da amputação, tanto sob o ponto de vista de técnica operatória como de reabilitação.

CAPÍTULO 2

Incidência

O motivo final que determina a necessidade da remoção cirúrgica de parte maior ou menor de uma extremidade é a inviabilidade tecidual e eventuais repercussões que possam causar.

Genericamente, esta inviabilidade pode ser provocada por traumatismo, ou por doenças de diferentes sistemas. O trauma da extremidade, dependendo de sua violência, pode provocar a separação de parte do membro do corpo, ou destruição tecidual maciça. Condições patológicas de quaisquer dos tecidos dos membros podem resultar em amputação. Dessa forma, doenças cutâneas, musculares, esqueléticas, cartilaginosas ou vasculares (arteriais, venosas ou linfáticas) podem ser responsáveis.

Entre as condições patológicas, a Doença Arterial Obstrutiva Periférica (DAOP) é uma das causas mais freqüentes de amputação, particularmente em países ocidentais. Em sua via final, a obstrução arterial provoca a morte celular por isquemia, devido à diminuição da oxigenação tecidual.

Por ser doença degenerativa, sua incidência é relacionada ao aumento da longevidade das populações. Liedberg e Persson, em 1983, publicaram estudo populacional realizado em Lund, na Suécia. Neste condado de 500 mil habitantes, foi possível levantar dados que revelaram aumento real de dez vezes no número de amputações ocorridas entre 1910 e 1979, devido à incidência de casos em pacientes idosos.

Moore, nos Estados Unidos, em 1981, refere-se à cifra de 30 mil amputações anuais, realizadas devido à isquemia avançada. Fleurant e Alexander, em 1980, reportam que, nos Estados Unidos, o número de amputados na população civil era estimado em 358 mil. Mais recentemente, em 1994, Frang *et al.*, em trabalho de revisão da literatura compilando diversos artigos sobre doenças vasculares periféricas, referem-se à incidência de cerca de 115 mil amputações anuais de membro inferior relacionadas à doença arterial periférica, nos Estados Unidos. Destas, cerca de 42% seriam amputações menores e parciais de pé, e 58% de amputações maiores, distribuídas entre amputações transtibiais e transfemorais em igual proporção.

Na Inglaterra, dos pacientes que procuravam centros de reabilitação após amputação, 70% eram portadores de DAOP, acima de 60 anos de idade, segundo Harris *et al.* publicaram em 1974. Esses dados são indiretos em relação à real incidência populacional das amputações nesse país, já que vem de centros de reabilitação e não de hospitais onde as operações foram realizadas. Considerando que pacientes com outras seqüelas de doenças vasculares ou sistêmicas podem não chegar a esses centros, os números absolutos de amputados devido a causas vasculares podem ser maiores.

Estes dados referem-se à DAOP degenerativa, do tipo aterosclerótico. Outros tipos de doenças arteriais oclusivas, as doenças arteriais inflamatórias, como a tromboangeíte obliterante e as doenças arteriais associadas a afecções do tecido conjuntivo, como lúpus eritematoso sistêmico ou esclerodermia, também podem ser responsáveis por amputações. A incidência dessas doenças arteriais nas amputações é difícil de ser isolada, já que são habitualmente incluídas genericamente entre as doenças arteriais oclusivas.

A gangrena de extremidades pode também ser decorrente de doenças arteriais que ocorrem durante infecções sistêmicas graves. São observadas de forma não incomum durante epidemias de doenças infecciosas, como a meningite meningocócica, acometendo principalmente crianças ou adolescentes. Pacientes com quadros de septicemia e que recebem drogas vasoconstritoras podem apresentar gangrena de extremidades. A incidência populacional deste tipo de doença arterial associada a infecções sistêmicas também é difícil de determinar.

Outras doenças vasculares dos territórios venoso, linfático ou arteriovenoso (malformações vasculares) podem também resultar em indicação de amputação. São causas raras.

A incidência de *diabetes mellitus* na população de amputados por DAOP é alta. Malone *et al.*, em 1979, em série de 142 amputações realizadas em 133 pacientes, notaram que 66% eram diabéticos. Porter *et al.*, em 1981, em 312 amputações realizadas por isquemia, relatam incidência de diabetes em 51%. Steinberg *et al.*, em 1985, em relato de 116 pacientes amputados entre 1978 e 1982, apresentam a associação de diabetes em 65 % dos casos.

Diabetes mellitus é associado a variações da manifestação da aterosclerose, como seu aparecimento de forma mais precoce. Christensen, em 1976, em 372 amputações analisadas entre 1961 e 1971, notou média de idade mais baixa dos diabéticos em comparação com a média de idade dos ateroscleróticos não-diabéticos. Mooney *et al.*, também em 1976, em série de 190 pacientes amputados transtibiais, referem que a média de idade dos pacientes diabéticos é menor que a média dos não-diabéticos. Diabéticos apresentam também particularidades em relação à distribuição topográfica e anatomopatológica da doença arterial.

Mas o principal motivo para a alta correlação com as amputações é o desenvolvimento da neuropatia diabética. A neuropatia, que pode ser autônoma, sensitiva, ou motora, ocasiona alterações fisiopatológicas graves. A neuropatia motora, pela atrofia de grupos musculares aleatórios e ação compensatória de músculos antagonistas, provoca vários tipos de deformações na estrutura dos pés. A neuropatia autonômica, por tornar a pele seca, provoca fissuras que podem dar origem a complicações infecciosas. E a perda da sensibilidade, causada pela neuropatia sensitiva, expõe estes pacientes a ulcerações, que, por passarem despercebidas, podem levar a infecções e destruição tecidual extensas. A associação destas formas de neuropatia pode ter repercussões graves. Se houver concomitância com insuficiência de irrigação arterial do membro, as conseqüências podem ser catastróficas (Fig. 2-1).

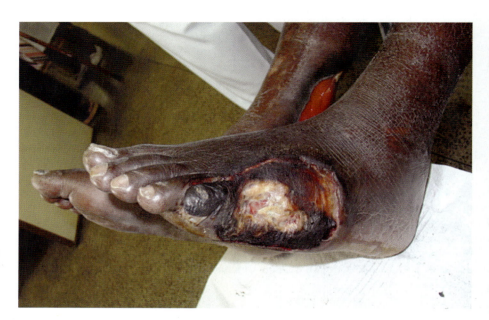

Fig. 2-1. Lesão necrótica em paciente diabético que apresenta associação de isquemia e neuropatia sensitiva.

CAPÍTULO 2 • INCIDÊNCIA

Considerando que a associação da neuropatia diabética e isquemia seja alta, é possível explicar a maior incidência de amputação em diabéticos. Most e Sinnock, em 1983, em relatório do grupo de controle sobre diabetes, realizado em seis estados americanos, analisando dados de alta hospitalar, relatam que 45% de todas as amputações de membro inferior realizadas são em pacientes diabéticos. A incidência é de 59,7 amputações para cada 10 mil diabéticos, com índices mais altos para faixas etárias avançadas e sexo masculino. De acordo com esta publicação, a pessoa diabética tem 15 vezes mais risco de amputação de membro inferior que o indivíduo não-diabético. De Luccia *et al.*, em 1992, em estudo multivariado, referem este risco como sendo de seis vezes maior na população diabética.

A doença neurológica dos diabéticos também se manifesta de forma independente da doença arterial, em pacientes que não apresentam isquemia. Nestes casos, as alterações nos tecidos que resultam na indicação de amputação não são provocadas de forma direta e imediata. Por exemplo, a obstrução aguda de uma artéria como a poplítea pode ocasionar a gangrena do pé em poucas horas. Entretanto, a secção do nervo ciático, apesar de causar acidez e insensibilidade imediata nas áreas inervadas, não leva, prontamente, à indicação de amputação. Deformações, ulcerações e infecção se constituem na via final que resulta na necessidade de amputação.

Na maioria das séries é difícil identificar quando a infecção decorrente da neuropatia diabética é o fator causal de amputação. Isto porque nem sempre a presença da isquemia é referida claramente. Em alguns registros de incidência populacional existe confusão com o termo gangrena, e infecção só é relatada como causa direta de amputação nos casos de gangrena gasosa. Esta forma grave de infecção causada por anaeróbios produtores de gás de fato é causa importante de amputação, e pode ser complicação decorrente da neuropatia diabética. Entretanto, é mais rara do que a gangrena isquêmica, ou, as outras formas de infecção causadas por bactérias não-anaeróbicas. Estas, de modo bem mais comum, apesar de não terem a agressividade das anaeróbicas, podem causar tal dano que o único tratamento seja a amputação.

Outras formas de infecção, como as secundárias a trauma ou a condições variadas, como as causadas pela osteomielite hematogênica, representam outro fator que torna difícil identificar, nas estatísticas, se a causa infecciosa é decorrente apenas da neuropatia diabética.

Desse modo, Chang *et al.*, em 1984, em revisão da experiência de 24 anos no Centro de Reabilitação da Universidade de Hong-Kong, referem infecção *sensu latu* (35%), como a causa mais freqüente de amputações de membro inferior. Comentam que a doença vascular é menos comum entre chineses do que nas comunidades caucasianas. Não relatam, entretanto, se infecção é associada ou não à neuropatia sensitiva.

Outras causas de neuropatia, como o álcool e a hanseníase, podem ter a mesma via final que a neuropatia diabética como motivo para amputação. Em relação a esta última, é importante lembrar que, segundo dados de Chikara *et al.*, de 2004, de 122 nações nas quais a hanseníase era considerada endêmica em 1985 apenas seis permaneceram com este rótulo em 2004, e entre estas o Brasil. Outras doenças neurológicas, como a meningomielocele, podem por suas seqüelas levar à inviabilidade do membro e à amputação.

Enquanto as estatísticas de países ocidentais mostram prevalência de amputações por doenças degenerativas, outros centros apresentam números variados.

Na Índia, Narang *et al.*, em 1984, referiram-se à experiência de 25 anos do Centro de Reabilitação de Pune. De 14 mil amputações avaliadas neste período, 67% eram devidas a traumatismos, dos quais 32% decorrentes de acidentes ferroviários. Kim *et al.*, em 1996, na Coréia, em estudo de 4.258 amputados que foram operados ou receberam treinamento protético na Universidade de Yonsei, entre 1970 a 1994, reportam trauma (67%) como a principal causa de amputação. Relatam, entretanto, diminuição gradual desta causa e aumento das amputações provocadas por doença vascular. Desse modo, as amputações traumáticas representavam 86% no início do estudo e caíram para 58% no período final. Por outro lado, as amputações causadas por doença vascular periférica passaram de 6% no período inicial para 23% no período final.

Guerras e situações de pós-guerra representam tipo particular de trauma e são causa importante de amputação. Além de eventos de batalhas, minas terrestres são responsáveis pelas indicações. Staats, em 1996, refere-se particularmente a estes dispositivos, que anos após o término das guerras continuam a oferecer risco às populações. Este e outros artigos têm sido veiculados a respeito de amputações causadas por minas, em países que passaram por conflitos (Vietnã, Camboja, Angola, Moçambique e Uganda). Os números relatados de amputados nesses países é expressivo: estima-se cerca de 200 mil amputados no Vietnã; 36 mil no Camboja; 15 mil em Angola; 8 mil em Moçambique e 5 mil em Uganda. A incidência *per capita* no Camboja é de um amputado em cada 256 habitantes; em Angola 1/470 habitantes; no Vietnã 1/2.500 habitantes. Comparativamente nos Estados Unidos esse número é de um amputado para cada 22 mil habitantes.

Tumores ósseos ou de partes moles, apesar de várias opções terapêuticas e protocolos, ainda representam causa importante de amputação, particularmente em pacientes jovens. Loro e Franceschi, em 1999, em série de 241 pacientes amputados na Tanzânia, relatam que tumores em 40% dos casos foi a maior incidência.

No Brasil, Spichler *et al.*, em 2001, realizaram estudo populacional incluindo 1.191 casos de amputação de membros inferiores de 23 hospitais da cidade do Rio de Janeiro, e mais 157 pacientes de centro protético e 34 de outro centro de reabilitação. A distribuição por causas nestes 1.382 pacientes foi de doença vascular em 58,1%, *diabetes mellitus* em 27,4%, trauma em 7,4%, osteomielite em 3,1%, gangrena (gasosa) em 2,6% e neoplasia em 1,1% dos casos. Através de método estatístico chegaram ao número médio de incidência anual de 13,9 amputados por 100 mil habitantes. Entre diabéticos, este número é de 186,7 por 100 mil habitantes. Representa risco de amputação 13 vezes maior para indivíduos diabéticos.

Alaranta, em 1988, refere-se à incidência estimada em Helsinque, na Finlândia de 28,1 a 32,5, de amputações para cada 100 mil habitantes, e Mandrup-Poulsen e Jensen, em 1982, em Copenhagen, Dinamarca, referem-se à taxa de amputações de 30 pacientes por 100 mil habitantes acima de 40 anos de idade, com homens superando mulheres na proporção de 2/1.

Egstrom e Van de Ven, em 1999, procuraram estabelecer comparação entre as porcentagens de amputações de membros inferiores entre países desenvolvidos e em desenvolvimento. De acordo com estes autores, nos países desenvolvidos a doença vascular periférica é responsável por 85 a 90% das amputações, sendo diabetes relacionado de 25 a 50% destes casos, trauma por 9%, tumores por 3%, deficiência congênita por 3% e infecção por 1%. Nos países em desenvolvimento trauma é responsável por 55 a 95%, doenças por 10 a 35%, tumores por 5%, deficiência congênita por 4% e infecção por 11 a 35%. Os casos de infecção nessa publicação não ficam caracterizados como associados ou não à neuropatia.

A experiência de centro de tratamento de doentes vasculares com risco da extremidade e reabilitação de amputados no Brasil, na cidade de São Paulo, e que reflete a observação pessoal deste autor, refere-se a cerca de 1.200 amputados examinados entre 1979 a 2004. A estatística demonstra prevalência de amputações de causa vascular, *lato sensu*, e é apresentada na Figura 2-2.

Dos 64% dos pacientes classificados como tendo causa vascular de amputação, aproximadamente 50% eram também diabéticos. Como nesta casuística a maioria dos pacientes era encaminhada para tratamento após a amputação, realizada em serviços variados, não foi possível classificar casos não-isquêmicos, em que o motivo da amputação foi infecção decorrente da neuropatia diabética. Os casos cuja causa foi classificada como infecção eram de pacientes com história de osteomielite hematogênica. Sob a classificação "outras" foram incluídos pacientes com seqüelas de outros tipos de neuropatia, como a causada por hanseníase ou alterações neurológicas congênitas (meningomielocele).

CAPÍTULO 2 ♦ INCIDÊNCIA

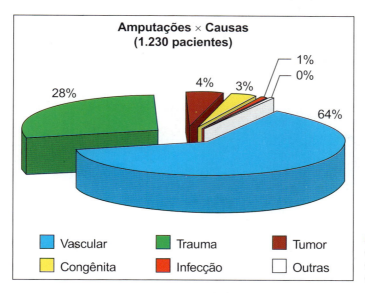

Fig. 2-2. Estatística do Centro de Preservação e Adaptação de Membros de São Paulo, de 1979 a 2004.

Do total de pacientes, 1.152 eram amputados de membro inferior. A classificação de acordo com o nível de amputação é apresentada na Figura 2-3.

O nível predominante foi o das amputações transtibiais, seguido das amputações transfemorais. A categoria "outras" (15%) refere-se a amputações de retropé e desarticulações do tornozelo. Amputações menores do pé não foram consideradas nesta análise.

A ausência congênita de membros é habitualmente estudada e classificada nos textos sobre amputações. Em muitos casos procedimentos cirúrgicos são realizados, secundariamente, nos membros residuais de pacientes com agenesia. Entretanto, a ausência congênita do membro não se caracteriza como amputação realizada cirurgicamente, e não foi abordada neste texto.

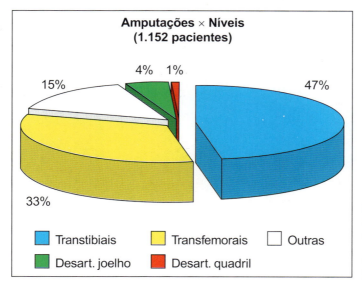

Fig. 2-3. Classificação das amputações de membro inferior de acordo com o nível. (Centro de Preservação e Adaptação de Membros de São Paulo, de 1979 a 2004).

CAPÍTULO 3

Causas de Amputações

■ MORTE CELULAR ISQUÊMICA POR ATEROSCLEROSE

Os tecidos submetidos à privação de aporte de sangue oxigenado sofrem alterações características de temperatura e cor, que culminam, quando ocorre a morte celular, com aspecto mumificado, de coloração negra, situação descrita como gangrena ou necrose (Figs. 3-1 e 3-2).

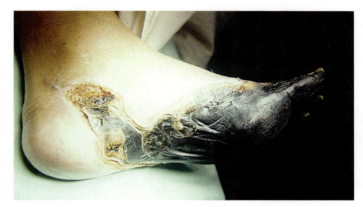

Fig. 3-1. Área mumificada do antepé na região dorsal e que avança na região plantar até próximo à área do calcâneo. Nota-se delimitação entre o tecido necrótico e o tecido viável.

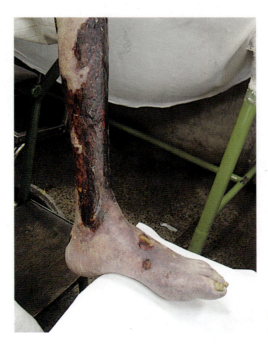

Fig. 3-2. Isquemia do pé e gangrena seca da perna.

A gangrena tecidual, quando acontece como exemplificado nas Figuras 3-1 e 3-2, é processo seco, em tudo comparável a um vegetal que apresenta uma folha morta. Nos vegetais, a folha morta cai espontaneamente. No organismo humano, exceto por pequenos segmentos, onde pode ocorrer o que se chama de auto-amputação (Fig. 3-3), o tecido necrótico necessita ser removido, caso contrário, a necrobiose que se instala, com eventual infecção secundária, torna-se incompatível com a vida.

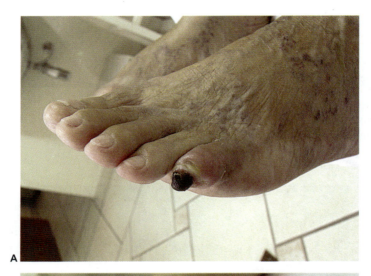
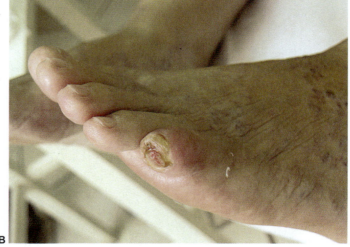

Fig. 3-3. (**A**) Área necrótica da extremidade do 5º dedo do pé esquerdo.
(**B**) Auto-amputação da extremidade do 5º dedo do pé esquerdo.

CAPÍTULO 3 • CAUSAS DE AMPUTAÇÕES

A gangrena seca mostra que o processo isquêmico não tem relação inicial com a infecção, e sim com a deficiência de aporte de sangue oxigenado aos tecidos. A causa mais comum desses processos é a aterosclerose. A gangrena isquêmica, entretanto, muitas vezes também se apresenta como processo úmido, no qual não existe delimitação entre a área necrótica e a área viável (Fig. 3-4), e demonstra que o processo está em evolução. Freqüentemente já apresenta algum grau de contaminação secundária, e para evitar perda tecidual maior e repercussões isquêmicas mais graves, procedimentos urgentes devem ser realizados, para restaurar o aporte de sangue oxigenado ao membro.

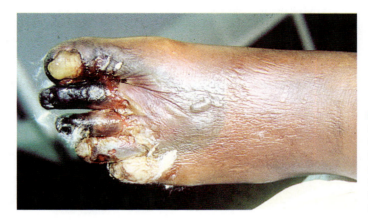

Fig. 3-4. Paciente que apresenta área necrótica em extensão variável nos dedos do pé. A região do dorso do pé tem alterações de coloração que permitem constatar isquemia, mas não ainda a inviabilidade tecidual.

Embora mais rara, a isquemia de membros superiores devido à doença arterial oclusiva neste território pode ocorrer (Fig. 3-5). O raciocínio em relação ao conceito de morte tecidual, delimitação entre tecidos mortos e viáveis, é o mesmo dos membros inferiores.

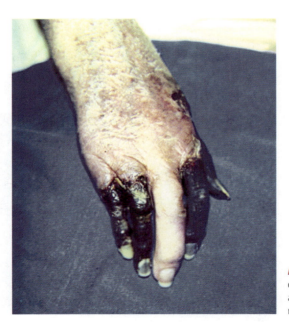

Fig. 3-5. Gangrena de dedos da mão decorrente de aterosclerose das artérias do membro superior.

■ INFECÇÃO

A destruição tecidual provocada por infecções e suas conseqüências sistêmicas é outra causa importante de amputação.

A preservação da cobertura cutânea é ponto fundamental da homeostase do organismo. A pele íntegra representa barreira à penetração de bactérias, tanto que é normalmente colonizada por elas, em condição de equilíbrio.

Quando ocorre alguma lesão tegumentar, a invasão bacteriana de microrganismos externos ou da própria pele sã ocorre, determinando infecções de estruturas profundas, que podem seguir trajeto ascendente.

A perda do revestimento cutâneo de qualquer região do organismo, em condições fisiológicas normais, é acompanhada de sintomas e sinais característicos. O primeiro deles é dor. É de senso comum que qualquer escoriação da pele torna o local bastante sensível, e que esta sensibilidade é a defesa do organismo que permite que esta região fique protegida e em repouso para permitir a reepitelização.

A perda da sensibilidade dolorosa, situação atualmente epidêmica, relacionada à neuropatia diabética, tem aspecto relevante na alta incidência de infecções complicadas que ocorrem nesta população e que podem culminar com agravamento da infecção e amputação da extremidade (Fig. 3-6).

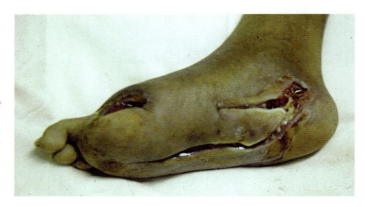

Fig. 3-6. Drenagem de abscesso plantar em paciente com amputação prévia do hálux e segundo dedo. Este caso evoluiu para amputação transtibial, devido a agravamento da infecção e acometimento da articulação do tornozelo.

O comprometimento da articulação do tornozelo por processo infeccioso, com repercussões sistêmicas graves, foi responsável pela amputação do paciente ilustrado na Figura 3-7.

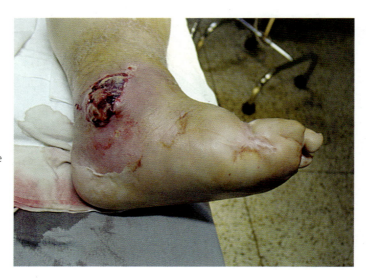

Fig. 3-7. Paciente com neuropatia diabética, já submetido à amputação de dedos do pé anteriormente, e que apresentou úlcera profunda na região do maléolo medial do pé direito. Pela gravidade da lesão, extensão do dano tecidual e repercussão sistêmica, foi realizada amputação transtibial.

CAPÍTULO 3 ◆ CAUSAS DE AMPUTAÇÕES

Em membros que têm condição limitante de perfusão arterial, a infecção pode ser o fator de desequilíbrio que agrava a isquemia. O conceito de isquemia relativa e absoluta aplica-se a esta circunstância. Em caso de oclusões de artérias tronculares, o pé está em equilíbrio mantido pela circulação colateral. A infecção representa demanda a mais de oxigênio que pode ser o fator de descompensação. O paciente da Figura 3-8 ilustra esta situação.

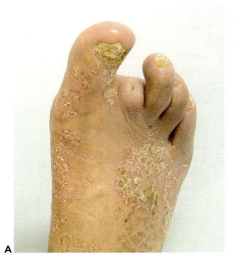
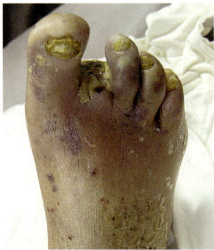

Fig. 3-8. (**A**) Paciente diabético que, após revascularização do pé direito e amputação parcial do 2º dedo, apresentava-se em fase final de cicatrização. (**B**) Após instalação de processo infeccioso na área remanescente do coto de amputação do dedo amputado, desenvolveu isquemia, demonstrada pela mudança de coloração do pé. Apesar de nova tentativa de revascularização, este paciente evoluiu para amputação transtibial deste lado.

Em alguns casos, áreas de necrose seca, que se encontram em processo de delimitação, tornam-se secundariamente infectadas. A gravidade da infecção pode precipitar a indicação da amputação. Entretanto, nestes casos, não é a infecção, e sim a isquemia o fato inicial que desencadeou a amputação (Fig. 3-9).

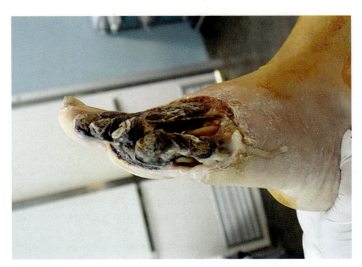

Fig. 3-9. Paciente no qual área de necrose seca em dedos do pé tornou-se secundariamente infectada, como pode ser observado por secreção purulenta que escorre na região lateral do pé.

A situação mais dramática relacionada à infecção é a morte celular causada por bacilo anaeróbico, produtor de gás, do gênero *Clostridium*, conhecida como gangrena gasosa. Este tipo de infecção é muito grave não só pela destruição tecidual que o bacilo causa, como pela repercussão sistêmica e toxemia que provoca.

Esta condição, pelo risco de vida que provoca, justifica amputações realizadas em caráter de emergência, às vezes complementadas por debridamentos amplos.

Odor pútrido característico, além de crepitação perceptível à palpação do membro, aspecto úmido e secretante dos pés fecham o diagnóstico (Fig. 3-10A). Às vezes, o diagnóstico é complementado pelo achado de gás na radiografia simples, entre as partes moles (Fig. 3-10B).

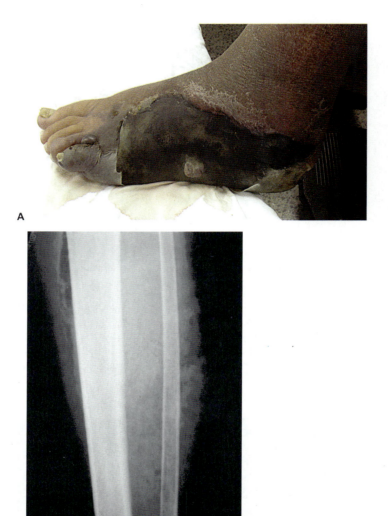

Fig. 3-10. (**A**) Gangrena da face lateral do pé esquerdo, com lesões bolhosas e aspecto úmido, decorrente de infecção anaeróbica. (**B**) Radiografia simples com presença de gás entre as partes moles de paciente com crepitação à palpação do membro.

Como o termo utilizado para definir esta infecção foi o de gangrena, ainda que acompanhado pelo qualificativo gasosa, o conceito de gangrena foi associado a este tipo de processo. Como vimos pela discussão anterior, a palavra gangrena em geral é utilizada como sinônimo de necrose e, portanto, morte tecidual, cuja gênese pode ser isquêmica, e não-infecciosa.

A gangrena gasosa é infecção grave e deve ser sempre afastada em casos de isquemia ou infecção dos membros. Pode ser primária ou desencadeada pela bactéria anaeróbica, a partir de qualquer lesão cutânea, ou também pode se assestar sobre área isquêmica, agravando o processo inicial. Pela alta mortalidade associada à sua manifestação, foi a introdutora da oxigenoterapia hiperbárica como forma de tratamento, associada às amputações e amplos debridamentos. Para outras indicações, a oxigenoterapia hiperbárica é discutível.

CAPÍTULO 3 ♦ CAUSAS DE AMPUTAÇÕES

■ TRAUMA

Traumatismo que, ou por sua violência tenha separado a extremidade do corpo, ou tenha causado tal dano aos tecidos, que não haja outra opção que completar a remoção do membro, representa causa de morte celular causada por agente físico (Figs. 3-11 e 3-12).

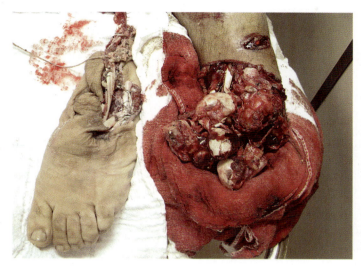

Fig. 3-11. Amputação traumática do pé esquerdo por acidente automobilístico. Observa-se que, apesar da estrutura do pé estar preservada, houve violento arrancamento com destruição do tornozelo e parte distal da perna, tanto de partes moles como ósseas.

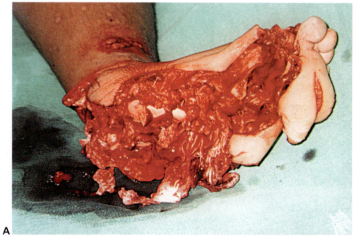

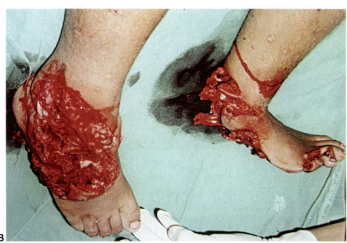

Fig. 3-12. (**A**) Trauma de ambos os pés causado por máquina agrícola. (**B**) O pé direito pôde ser preservado, mas o esquerdo teve de ser amputado.

Nestes casos, a destruição tecidual foi maciça, incluindo todas as estruturas, ósseas, tendinosas, musculares, nervosas, vasculares e cutâneas, e o agente físico foi mecânico. Outro tipo de agente físico que pode causar grandes danos aos tecidos é o elétrico. A corrente elétrica costuma entrar por uma extremidade e sair por outra, e nesta passagem provoca lesões extensas. O exemplo da Figura 3-13 é o de paciente que devido à descarga elétrica sofreu amputações de membros superiores bilateralmente.

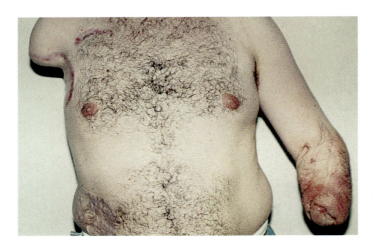

Fig. 3-13. Exemplo de amputações causadas por descarga elétrica.

Em outras situações, o trauma vascular, isoladamente, pode ser a causa da amputação. Muitas destas amputações são evitáveis se o reconhecimento da lesão vascular for feito em tempo hábil para permitir a reparação. Fraturas e luxações devem ter sempre avaliação da condição de perfusão do membro distalmente ao local do trauma para evitar que lesões reparáveis passem despercebidas e as lesões teciduais instaladas não permitam o salvamento do membro. Nestes casos, a via final que determina a amputação também é a morte celular isquêmica (Fig. 3-14).

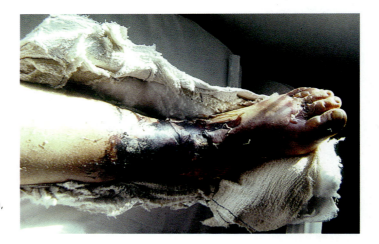

Fig. 3-14. Isquemia do pé com necrose, só percebida quando o paciente teve sua imobilização aberta após mais de 24 horas do trauma, apesar de queixar-se de dor intensa.

CAPÍTULO 3 • CAUSAS DE AMPUTAÇÕES

■ DESTRUIÇÃO TECIDUAL E GANGRENA POR OUTRAS DOENÇAS ARTERIAIS

Além da aterosclerose, outras doenças arteriais são reconhecidas como causa de isquemia tecidual e conseqüentemente amputações de extremidades. Estas são as doenças arteriais conhecidas como inflamatórias. Constitui-se grupo patológico não muito bem definido, que inclui a tromboangeíte obliterante, arterites associadas a colagenoses e as arterites transinfecciosas.

A tromboangeíte obliterante é reconhecida como tendo no tabagismo praticamente um fator causal. Caracteristicamente acomete indivíduos mais jovens, abaixo de 50 anos de idade. Como atualmente tem-se observado aterosclerose em faixas etárias cada vez mais baixas, e como o tabagismo é um dos fatores de risco também desta doença, nem sempre é clara a identificação deste grupo de pacientes.

Este tipo de doença arterial evolui muitas vezes por longos anos, promovendo destruição tecidual distal (Fig. 3-15). De forma distinta da aterosclerose do diabético, tem a tendência a manter o processo infeccioso e a isquemia restrita à parte circunscrita da extremidade, sem propagação proximal, gerando padrões característicos de ulcerações.

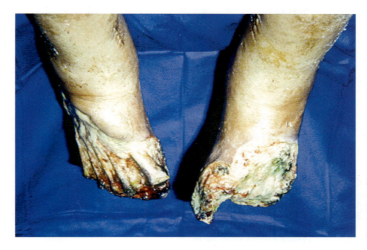

Fig. 3-15. Exposição de metatarsianos decorrente de isquemia tecidual causada por tromboangeíte obliterante.

É característico o perfil psicológico destes pacientes, com tendência depressiva e dificuldade em abandonar o tabagismo mesmo na iminência da amputação de mais de um segmento corpóreo (Fig. 3-16).

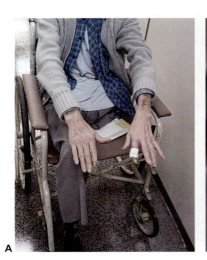
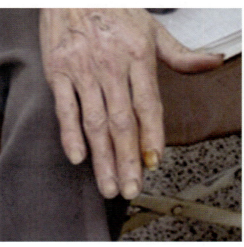

Fig. 3-16. (**A**) Paciente já submetido à desarticulação do quadril esquerdo, atualmente com isquemia do membro superior esquerdo. (**B**) Dedos da mão direita com marcas de tabagismo intenso atual.

As arterites relacionadas às doenças do colágeno, como esclerodermia, lúpus eritematoso e outras, têm provável etiologia auto-imune, ainda que pouco se saiba em relação aos fatores causais dessas manifestações. Sob o ponto de vista de perspectiva de reconstrução arterial se comportam como a tromboangeíte obliterante (Fig. 3-17).

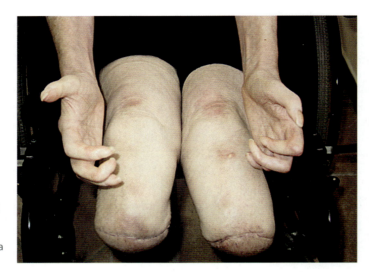

Fig. 3-17. Paciente demonstrando amputações bilaterais por doença arterial periférica de membros inferiores e seqüelas decorrentes de esclerodermia em membros superiores.

Arterites transinfecciosas, apesar de não relatadas freqüentemente, não são raras. Acometem particularmente crianças. Algumas vezes estão associadas a processos infecciosos graves, como a meningite, mas em algumas ocasiões o processo infeccioso desencadeador das lesões arteriais e conseqüente isquemia tecidual não é identificado com clareza (Fig. 3-18).

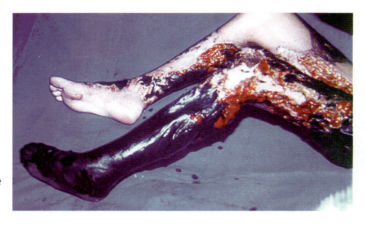

Fig. 3-18. Exemplo de arterite transinfecciosa causando necrose tecidual.

CAPÍTULO 3 ♦ CAUSAS DE AMPUTAÇÕES

Outras síndromes transinfecciosas, nas quais o paciente necessita drogas vasoativas por algum tempo, também podem apresentar, como manifestação secundária, gangrena da extremidade. Se a causa da necrose é a droga vasoativa ou o processo de doença arterial inflamatória que acompanha estes quadros é discutível, mas o fato é que estas manifestações teciduais são mais comuns do que se imagina. A Figura 3-19 exemplifica situação de paciente que apresentou gangrena de extremidades durante internação por processo infeccioso e septicemia.

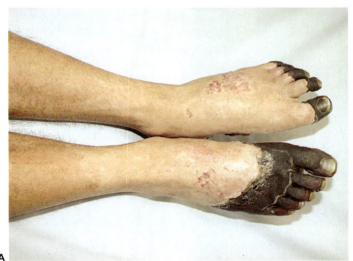

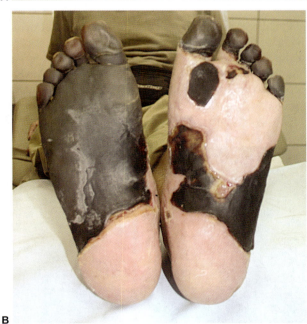

Fig. 3-19. (**A**) Gangrena de extremidades após internação em terapia intensiva por quadro de septicemia, choque e uso de drogas vasoativas por tempo prolongado. (**B**) Visão da área plantar.

■ AMPUTAÇÕES POR OUTRAS DOENÇAS VASCULARES

Deformidades vasculares congênitas, na forma de fístulas arteriovenosas ou hemangiomas, podem se manifestar muitas vezes como lesões incapacitantes, pela presença de ulcerações, sangramento e algumas vezes deformidade e aumento de comprimento do membro (Fig. 3-20).

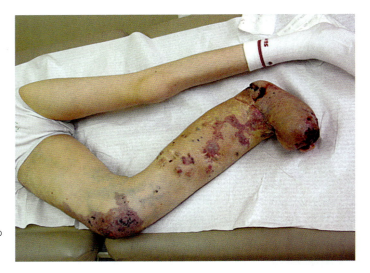

Fig. 3-20. Paciente com deformidade vascular grave, aumento do comprimento do membro e sangramentos freqüentes.

A melhora dos recursos terapêuticos disponíveis atualmente, como as embolizações de diversos tipos, passou a apresentar perspectivas a casos anteriormente intratáveis. Ainda assim em algumas situações apenas a ablação do segmento atingido pelo processo patológico apresenta-se como o tratamento adequado.

A hipertensão venosa crônica, em raros casos, pode se manifestar com tal gravidade, como ulcerações crônicas resistentes aos diferentes tipos de tratamento, que as amputações se apresentam como única opção terapêutica (Fig. 3-21).

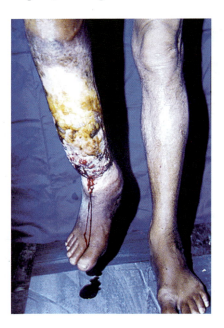

Fig. 3-21. Hipertensão venosa crônica de longa duração intratável a não ser por amputação de extremidade.

Da mesma forma, linfedemas complicados, de longa evolução, com deformidade grave, ulcerações e infecções de repetição, resistentes ao tratamento convencional, incompatíveis com qualidade de vida razoável, são eventualmente mais bem tratados com amputação da extremidade (Fig. 3-22).

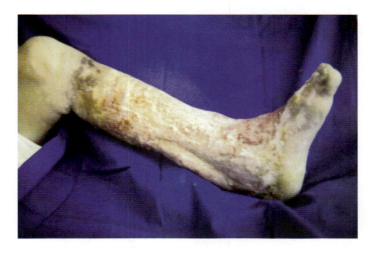

Fig. 3-22. Exemplo de seqüelas graves de linfedema.

■ AMPUTAÇÕES POR OUTRAS DOENÇAS

Outras doenças de âmbito ortopédico, como tumores, particularmente em adultos jovens, podem também necessitar amputação da extremidade como forma de preservação da vida do indivíduo (Figs. 3-23 e 3-24). Seqüelas neurológicas, como no exemplo da Figura 3-25, em que se pode observar extensa destruição tecidual do pé com reabsorção óssea em paciente com meningomielocele, podem também justificar a amputação como forma de tratamento.

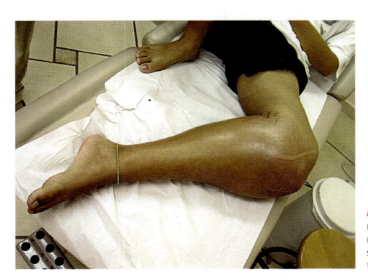

Fig. 3-23. Tumor ósseo, recidivado após tentativas de ressecção cirúrgica, tendo sido indicada amputação transfemoral.

Fig. 3-24.
(**A**) Condrossarcoma do antebraço esquerdo.
(**B**) Arteriografia.

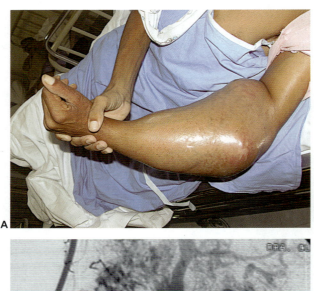
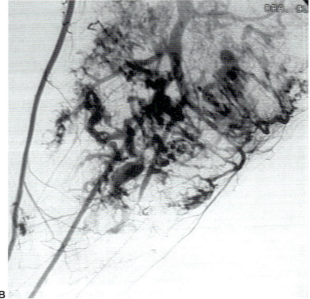

CAPÍTULO 3 • CAUSAS DE AMPUTAÇÕES

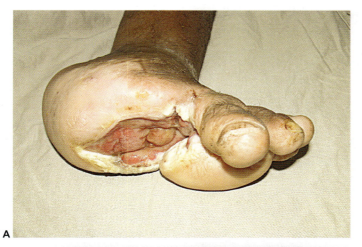

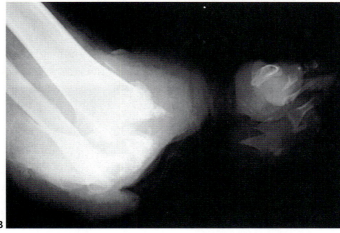

Fig. 3-25. (**A**) Pé neuropático, por seqüela de meningomielocele. (**B**) Radiografia demonstrando reabsorção óssea.

CAPÍTULO 4
Doença Arterial Obstrutiva Periférica

A deficiência de aporte de sangue oxigenado causada pela obstrução arterial é a principal causa de isquemia tecidual e necrose e uma das causas mais freqüentes de amputação.

A doença arterial obstrutiva periférica (DAOP) mais freqüente é a arteriosclerose, que genericamente descreve o endurecimento que ocorre pela perda da elasticidade e espessamento da parede arterial.

A deposição de gordura abaixo do endotélio, com graus variáveis de calcificação (aterosclerose), e a esclerose calcificante da média (calcificação de Mönckeberg) são formas de manifestação da arteriosclerose. Essas alterações são características de artérias tronculares, elásticas e musculares. Outro tipo de doença arterial, causada pela proliferação fibromuscular ou endotelial de pequenas artérias ou arteríolas, a arteriolosclerose, completa o quadro genérico da arteriosclerose. Estes três tipos de manifestações da morfologia da doença arterial diferem quanto à etiologia, distribuição topográfica e significado clínico.

A evolução da placa de ateroma provoca o estreitamento progressivo da luz do vaso. Esta estenose pode caminhar até a oclusão total, ou a placa, instável, provocar trombose e obstrução. A Figura 4-1 ilustra o aspecto macroscópico de placa de ateroma da aorta abdominal.

A calcificação da parede arterial pode ocorre independentemente da formação da placa de ateroma. Apesar de significar forma grave de doença arterial, não é necessariamente obstrutiva em toda a sua extensão. A Figura 4-2 ilustra situação deste tipo.

Outras doenças arteriais, diferentes da aterosclerose, podem ser obstrutivas e causar isquemia. Macroscopicamente, a exploração da luz destas artérias não revela placas de ateroma, e a obstrução é provocada por trombo amorfo. Externamente, aderências dificultam a exposição cirúrgica, e microscopicamente, às vezes, pode ser observado infiltrado inflamatório periarterial. Em alguns casos estas doenças arteriais se manifestam junto com outras do tecido conjuntivo, como a esclerodermia ou lúpus eritematoso sistêmico, e por todas estas características são rotuladas em conjunto como doenças arteriais inflamatórias.

A forma mais comum de manifestação deste tipo de doença arterial é a tromboangeíte obliterante. Pode provocar quadro isquêmico grave, em paciente em geral com menos de 50 anos e história de tabagismo acentuado.

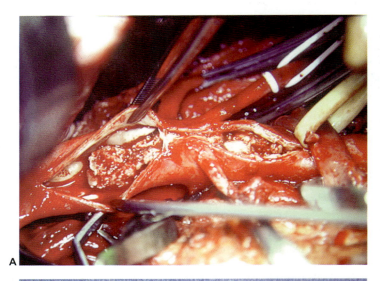

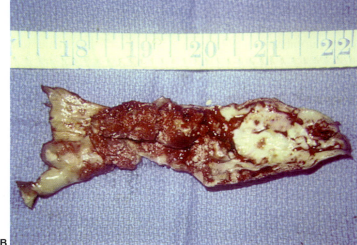

Fig. 4-1. (**A**) Ato cirúrgico no qual a aorta abdominal foi abordada, e apresenta-se aberta, para permitir a remoção de extensa placa de ateroma. (**B**) Placa de ateroma removida. Observa-se irregularidade endotelial, e dimensão que provocava a obstrução quase total da luz do vaso.

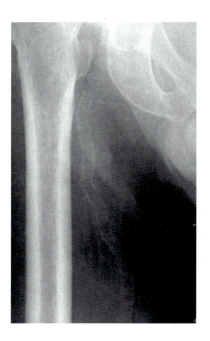

Fig. 4-2. Calcificação da artéria femoral superficial, que pode ser vista em radiografia simples.

CAPÍTULO 4 ◆ DOENÇA ARTERIAL OBSTRUTIVA PERIFÉRICA

■ MANIFESTAÇÕES CLÍNICAS

Os sintomas associados às doenças arteriais oclusivas são característicos. A gradação típica dos sintomas relacionados às obstruções arteriais se inicia com a claudicação intermitente. Claudicação intermitente é termo utilizado para definir alteração da locomoção na qual o indivíduo, por sentir dor em grandes grupos musculares dos membros inferiores, é obrigado a parar a caminhada. O vocábulo claudicar pode não ser muito claro, à medida que é associado a alterações do tipo de marcha, em que existem deficiências específicas neuromusculares ou osteoarticulares, ou mesmo assimetria de um membro em relação ao outro. No caso da deficiência de aporte do sangue oxigenado pelas doenças arteriais obstrutivas, não ocorrem alterações no padrão da marcha, mas o indivíduo é forçado a parar devido à dor. O termo intermitente descreve o fato de que, após algum tempo em repouso, a pessoa consegue retomar a caminhada, em geral por distância semelhante à percorrida anteriormente, quando é obrigada a parar novamente.

Quando a claudicação intermitente se manifesta como um dos sintomas iniciais da doença arterial, permite que se faça avaliação clínica do paciente e que se estabeleça manejo para controle dos fatores de risco. Deste modo, a partir do aparecimento da claudicação, o indivíduo vai ser avaliado quanto a hábitos, como o tabagismo e atividade física, níveis pressóricos e padrão de exames laboratoriais, como a glicemia e perfil lipídico.

Dessa forma, se estes fatores forem controlados, a distância percorrida pela pessoa até se manifestar a dor muscular que a obriga a parar pode ser progressivamente aumentada, ou até mesmo regredir totalmente, tornando o paciente assintomático.

De fato, apenas parcela dos pacientes que apresentam claudicação intermitente como o sintoma inicial da doença arterial oclusiva tem progressão para as formas mais graves da insuficiência arterial, que são a dor isquêmica que se manifesta em repouso (dor isquêmica de repouso), e as lesões tegumentares (lesões tróficas). Quando estas se estabelecem, entretanto, já representam risco à própria possibilidade de manutenção da extremidade, já que lesões que não cicatrizam, e que são dolorosas mesmo em repouso, denotam alto grau de isquemia tecidual e necessitam algum tipo de intervenção para reverter o quadro.

Outro aspecto importante a ser considerado é que muitos pacientes que chegam ao estágio de apresentarem lesões teciduais isquêmicas com risco de perda da extremidade não passam pela fase de sintomas caracterizados pela claudicação intermitente. Este fato é particularmente comum nos pacientes diabéticos, que, além da arteriopatia obstrutiva, apresentam neuropatia periférica. Pacientes nesta condição podem ter lesões teciduais isquêmicas graves como a primeira manifestação da doença arterial.

■ AVALIAÇÃO DO PACIENTE

A avaliação do paciente para o diagnóstico das doenças arteriais obstrutivas se inicia com a história pregressa da doença atual, como em qualquer outra área da propedêutica.

A aterosclerose, por ser doença degenerativa e de incidência prevalente em faixas etárias avançadas, deve ser considerada ao se fazer a avaliação de pacientes idosos. A presença de doença arterial deve ser pensada também em pacientes jovens com queixas sugestivas, já que podem ter manifestação precoce da aterosclerose, ou doença arterial inflamatória. Ignorar a possibilidade de doença arterial obstrutiva em pacientes jovens pode levar a erros diagnósticos de conseqüências graves. Presença de *diabetes mellitus*, hipertensão e o hábito do tabagismo também orientam a suspeita da doença arterial obstrutiva.

Pacientes diabéticos devem ter também outras associações específicas investigadas. São características deste grupo alterações da função renal e maior freqüência de doenças retiniana e coronariana.

Pacientes com antecedentes ou queixa compatível de doença isquêmica do miocárdio ou neurológica devem ter doença obstrutiva periférica afastada. A aterosclerose é a mesma nas artérias coronárias e carótidas, e a concomitância de doença arterial em outros territórios, alta. O raciocínio inverso é verdadeiro. Pacientes com doença arterial periférica devem ser pesquisados em relação à presença de doença coronariana ou carotídea.

Muitos pacientes apresentam história pregressa de revascularização do miocárdio. Este fato demonstra a simultaneidade com a doença coronariana, e risco aumentado de comorbidades. Este dado da história é também importante nos casos em que se antecipa a necessidade de revascularização dos membros inferiores. Para a revascularização, a veia safena é o principal substituto arterial utilizado, e sua eventual indisponibilidade, pelo uso prévio nas derivações aortocoronarianas, cria dificuldades adicionais.

■ EXAME FÍSICO

Inspeção

A inspeção do paciente pode demonstrar elementos importantes, alguns que isoladamente já permitem fechar o diagnóstico da insuficiência arterial, como nos casos de lesões necróticas (Fig. 4-3).

Estes achados de exame físico já são indicativos de estágios avançados da doença. Entretanto, outros aspectos visuais do exame do paciente podem identificar a insuficiência arterial em etapas precoces. Alterações da coloração são características, como a presença de cianose (Fig. 4-4).

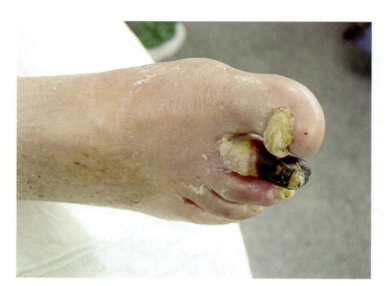

Fig. 4-3. Dedo necrótico no pé de paciente diabético, demonstrando insuficiência arterial.

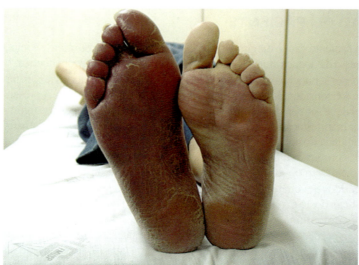

Fig. 4-4. Aspecto cianótico do pé esquerdo do paciente comparado ao direito, com o paciente deitado em decúbito dorsal horizontal.

CAPÍTULO 4 ♦ DOENÇA ARTERIAL OBSTRUTIVA PERIFÉRICA

Estas alterações de coloração podem ser aumentadas por manobras como a elevação do membro, na qual o lado isquêmico obtém coloração mais pálida (Fig. 4-5), e com o membro pendente, posição na qual a extremidade isquêmica assume coloração de vermelho mais intenso, condição conhecida como hiperemia reativa (Fig. 4-6).

Estes aspectos do exame físico e de manobras propedêuticas demonstram que o sistema arterial, em condições fisiológicas normais sob o regime de pressões altas, mensuráveis em unidades de milímetros de coluna de mercúrio, passa a estar sujeito a alterações mínimas, como as posturais, geradas pela ação da gravidade, que atuam mais no sistema venoso, e que são mensuráveis em centímetros de coluna de água.

Este fato explica também a postura característica de pacientes, que, sofrendo de dor isquêmica, adotam a posição do membro pendente, ficando sentados na cama, condição na qual, pelo pequeno acréscimo de perfusão que tem pela ação da gravidade no sistema arterial, encontram algum alívio para a dor isquêmica (Fig. 4-7).

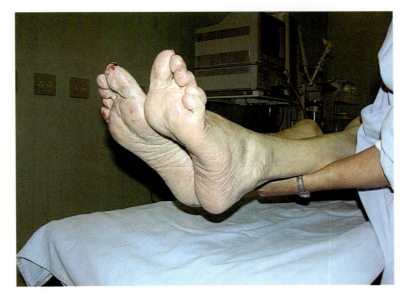

Fig. 4-5. A elevação dos membros intensifica a diferença de coloração entre extremidades com alterações da perfusão arterial, auxiliando no diagnóstico do grau de isquemia.

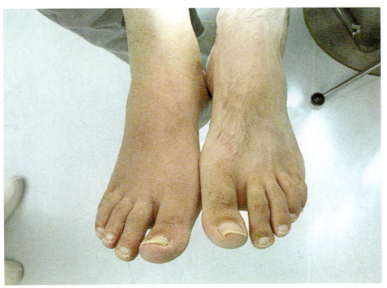

Fig. 4-6. De maneira inversa, com o paciente sentado e os membros pendentes, o lado isquêmico apresenta enchimento venoso retardado, o que pode ser observado e até mensurado pela observação das veias dorsais do pé, e caracteristicamente, após algum tempo nesta posição, o membro isquêmico adquire coloração avermelhada mais intensa, descrita como hiperemia reativa. No exemplo da foto, observa-se à direita membro normal, com relevo venoso visível, e à esquerda características de membro isquêmico sem enchimento venoso observável, com intensificação do rubor, típico da hiperemia reativa.

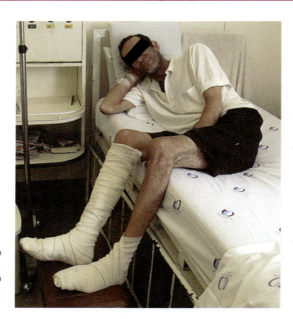

Fig. 4-7. Paciente em posição típica, com o membro pendente, apoiado em banco fora da cama, devido à dor isquêmica.

Palpação

A sensação pulsátil, perceptível sobre o trajeto anatômico das artérias, deve ser pesquisada na avaliação da condição de perfusão arterial do membro. Deste modo, em relação ao membro inferior, o pulso pode ser sentido desde a aorta abdominal, ainda que a palpação da aorta seja mais útil para o diagnóstico dos aneurismas desta região, até as artérias podálicas. Portanto, em trajeto descendente, pode ser sentida a pulsatilidade das artérias ilíacas, este particularmente em pessoas magras, da artéria femoral, na região inguinal, da artéria poplítea, na região do cavo poplíteo, e das artérias tibial posterior e dorsal do pé, na região do tornozelo (Figs. 4-8 a 4-11).

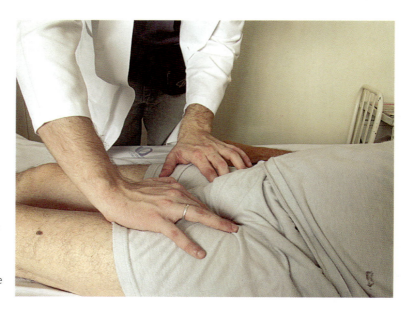

Fig. 4-8. Palpação do pulso femoral, feito de maneira comparativa em ambas as regiões inguinais. No caso, o exame foi feito com o paciente vestido. Em caso de dúvida, para maior sensibilidade, o exame deve ser feito, em ambiente adequado, diretamente sobre a pele, no trajeto anatômico.

CAPÍTULO 4 ♦ DOENÇA ARTERIAL OBSTRUTIVA PERIFÉRICA

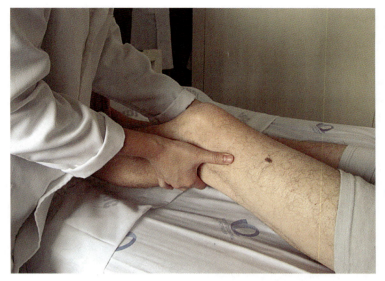

Fig. 4-9. Palpação do pulso da artéria poplítea, no cavo poplíteo. A flexão do joelho facilita o exame, aliviando a tensão dos fortes tendões mediais da "pata de ganso" e laterais do bíceps.

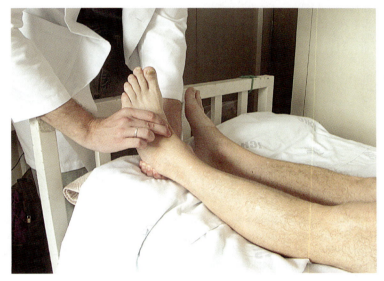

Fig. 4-10. Palpação da artéria dorsal do pé. Para melhorar a sensibilidade do exame, o observador pode empalmar com a mão esquerda o calcanhar do paciente, e em posição confortável, aliviando a tensão dos tendões extensores do pé, pesquisar o pulso desta artéria com a mão direita. Reparo anatômico prático é traçar linha imaginária que parte do ponto médio entre os dois maléolos, até região do segundo interdigito.

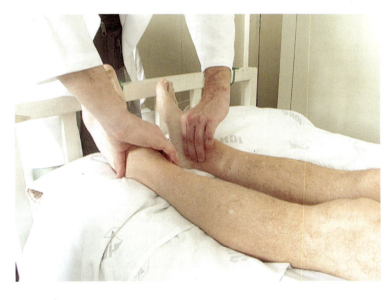

Fig. 4-11. Palpação da artéria tibial posterior, na região posterior do maléolo medial. No exemplo da figura, está sendo feita a palpação comparativa entre os dois membros.

Ausculta

Ausculta sobre o sistema arterial é útil para localizar estreitamentos provocados pelas placas de ateroma. O fluxo sanguíneo ao passar por estes locais de estenose provoca sinal auditivo, descrito como sopro. As características do sopro auxiliam na avaliação da magnitude da doença arterial e permitem estabelecer conjecturas sobre sua correlação com as manifestações clínicas (Fig. 4-12).

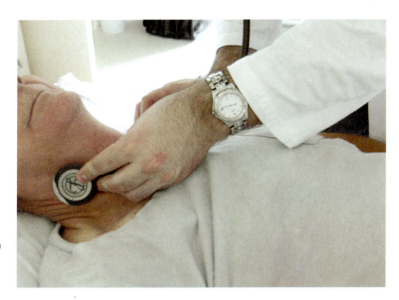

Fig. 4-12. Ausculta feita com estetoscópio em trajeto arterial é manobra propedêutica útil.

■ MÉTODOS PARA A AVALIAÇÃO QUANTITATIVA DA ISQUEMIA DOS MEMBROS INFERIORES

Se os pulsos distais são palpáveis, pode-se afastar a isquemia causada por obstruções de artérias tronculares maiores. Entretanto, o fato de o pulso ser palpável não afasta outros tipos de possibilidade, como o de que a necrose de um dedo do pé tenha sido causada a partir da embolização de placa de ateroma proximal, ou que processo infeccioso tenha descompensado área previamente equilibrada.

Se os pulsos dos membros inferiores não são palpáveis, e topograficamente isto pode acontecer com os pulsos podálicos, o poplíteo e o femoral de forma independente para cada extremidade, pode-se inferir que exista algum grau de isquemia correspondente à região distalmente situada ao local onde a sensação pulsátil da artéria não foi detectada. Entretanto, não se pode saber, de forma objetiva, o grau de compensação que poderá ser suprido pela circulação colateral. Sob o ponto de vista prático, apesar de ser indicativo da existência de doença arterial, a não palpação de pulsos não permite, isoladamente, a correlação com sintomas e sinais clínicos do paciente.

O conceito que deve ser entendido é o de isquemia relativa, ou de compensada e descompensada. A extremidade pode estar equilibrada, sem produzir sintomas ou sinais relacionados à deficiência de perfusão do sangue oxigenado, apesar de as artérias correspondentes apresentarem estreitamento ou oclusões segmentares. Entretanto, este equilíbrio pode ser rompido diante de alguma lesão tecidual, como a causada por algum trauma banal, como a escoriação em um dedo, a área de pressão de um calçado, ou infecção. É comum a situação de pacientes que se apresentam com isquemia descompensada de uma extremidade, manifestada, por exemplo, por gangrena digital, e que no membro oposto não tenham pulsos palpáveis, mas não demonstram nenhum sinal ou sintoma de isquemia, devido à suplência da circulação colateral.

O corolário que emana deste conceito é estimar, por exemplo, diante de gangrena de dedo, se o paciente pode obter a cicatrização pela remoção apenas da área necrótica, ou se necessita intervenção de revascularização para que isto seja atingido.

Para quem atua nesta área, acompanhando freqüentemente pacientes que se apresentam com estas condições, a experiência clínica torna-se a ferramenta mais importante de avaliação. Serviços habituados a realizar revascularizações recebem de rotina pacientes que foram submetidos a amputações menores ou debridamentos em outros centros e que não tiveram evolução satisfatória (Figs. 4-13 e 4-14).

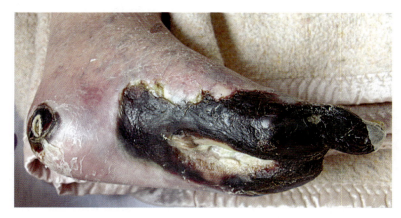

Fig. 4-13. Paciente submetida a debridamento prévio, demonstrado pela incisão plantar, no qual houve evolução da gangrena.

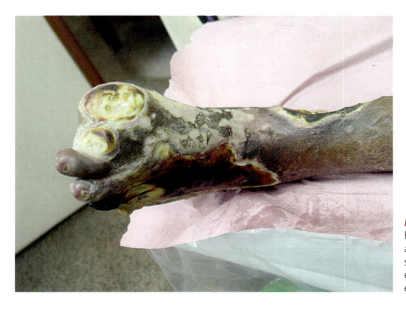

Fig. 4-14. Paciente no qual já havia sido realizada amputação do hálux e segundo dedo do pé esquerdo, observando-se evolução da área necrótica.

A evolução natural de lesões decorrentes de isquemia descompensada pode ser observada, também, em pacientes nos quais o tratamento da isquemia, por diversos motivos, ou não foi realizado, ou foi iniciado tardiamente (Fig. 4-15).

Apesar de os critérios clínicos, baseados na experiência da observação de inúmeros casos, ainda serem o método mais confiável quanto à decisão de conduta, métodos objetivos para quantificação do grau de isquemia são desejáveis e pesquisados.

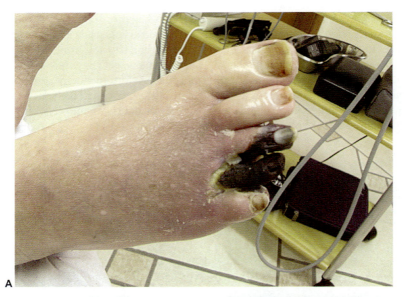

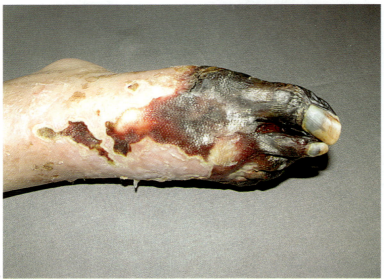

Fig. 4-15. (**A**) Quadro inicial de paciente diabética que se apresentou com gangrena de terceiro e quarto dedos do pé direito. (**B**) Mesma paciente após 3 meses, demonstrando evolução da área necrótica.

Medidas de pressão no tornozelo

O método mais simples para se estimar quantitativamente o grau de comprometimento da perfusão dos membros inferiores é a medida da pressão arterial.

A pressão nas artérias dos membros inferiores, em condições fisiológicas normais, deve ser a mesma de toda a árvore arterial. O princípio para se fazer a mensuração é o mesmo utilizado nos membros superiores. Ou seja, após o colabamento da artéria pela pressão externa exercida pelo manguito pneumático do esfigmomanômetro, a leitura obtida quando o fluxo arterial é estabelecido ao ser desinsuflado o manguito, corresponde à pressão arterial sistólica. Para a detecção do início do fluxo arterial correspondente à pressão sistólica, habitualmente no membro superior utiliza-se o estetoscópio, já que o fluxo sanguíneo, ao passar pela artéria ainda parcialmente estreitada pelo manguito pneumático, é turbulento, gerando sinal auditivo que é percebido pelo estetoscópio. O uso do estetoscópio permite também a estimativa da pressão dita diastólica, que é a leitura obtida quando o sinal sonoro desaparece ao voltar a artéria ao calibre normal, pela desinsuflação do manguito.

CAPÍTULO 4 • DOENÇA ARTERIAL OBSTRUTIVA PERIFÉRICA

A diferença metodológica que ocorre na medida da pressão nos membros inferiores é a que utiliza o princípio físico do efeito Doppler, com o uso de aparelhos portáteis de emissão de ondas de ultra-som. Estes aparelhos geram sinal sonoro a partir da diferença de comprimento entre as ondas emitida e captada pelo cristal da sonda, correspondendo à deflexão causada pelo fluxo das hemácias dentro do vaso sobre o qual está aplicada.

Deste modo, estes pequenos aparelhos, muito práticos e úteis e conhecidos como "estetoscópio" do cirurgião vascular, permitem detectar fluxo nos trajetos vasculares. Portanto, para se praticar a medida da pressão nos pés, por exemplo, o manguito pneumático do esfigmomanômetro deve ser colocado na região distal da perna, próximo ao tornozelo, e a sonda do aparelho portátil de ultra-som colocada sobre a artéria dorsal do pé ou tibial posterior (Fig. 4-16).

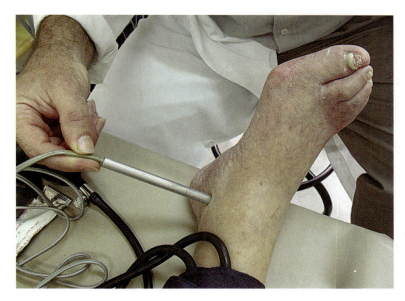

Fig. 4-16. Medida da pressão arterial no tornozelo direito; sonda do Doppler colocado sobre o trajeto da artéria tibial posterior.

A leitura correspondente ao início do sinal sonoro pelo efeito Doppler durante a desinsuflação do manguito corresponderá à pressão sistólica, que é a única fornecida por este método, que detecta fluxo e não turbulência como o estetoscópio, que permite a leitura da pressão diastólica.

Deste modo, a pressão obtida em condições normais no membro superior e no tornozelo deve ser igual, e se for utilizado um índice, com a pressão do tornozelo no numerador e do braço no denominador, este deve ser igual a 1.

A vantagem da utilização dos aparelhos portáteis de Doppler é que, além da medida pressórica, permitem avaliar, mesmo diante da ausência de pulsos, se as artérias periféricas mantêm fluxo em seu interior, o que permite inferências importantes no plano de tratamento.

Entretanto, a avaliação das medidas obtidas da pressão dos membros inferiores merece considerações especiais. A constatação de que a pressão arterial nas artérias podálicas é menor do que a pressão no membro superior tem significado de que algum tipo de obstáculo, estreitamento ou obstrução está provocando este gradiente. A rigor, mesmo a pressão obtida isoladamente no membro superior deve ser analisada criteriosamente. A aceitação de que a medida obtida na artéria umeral, pela colocação do manguito pneumático no braço, seja realmente a medida da pressão arterial sistêmica, pressupõe que não exista nenhuma obstrução nas artérias proximais ao local de medida. Como as lesões ateroscleróticas são mais raras nos membros superiores, em geral estas medidas são corretas. Entretanto, mesmo para a estimativa da pressão arterial sistêmica, é boa prática, e observadores cuidadosos o fazem, realizar a medida comparativa entre os dois membros superiores.

Se a pressão no membro inferior for menor que a do braço, estabelece-se índice menor do que 1. Admite-se que índices menores do que 0,5 são críticos, e que dificilmente lesão cutânea terá condição de cicatrização espontânea, ou procedimento cirúrgico local de evoluir satisfatoriamente com este grau de perfusão.

Medida de pressão no dedo

O fator complicador que se estabelece, e que tira a confiabilidade neste tipo de medida, é o fato de a própria doença de base mais freqüente, que é a arteriosclerose, tornar muitas vezes, pela calcificação parietal, as artérias incompressíveis pelo manguito pneumático. Portanto, se a artéria não é compressível, mesmo que o sangue em seu interior esteja em regime de baixa pressão, o fluxo, mesmo diminuído em relação ao normal para aquela artéria, é detectado pelo efeito Doppler do aparelho de ultra-som portátil. O resultado prático deste tipo de situação é que a pressão às vezes não chega a ser mensurável, porque mesmo o manguito sendo insuflado nos limites superiores, acima de 20 mmHg, o fluxo continua sendo detectado, ou a pressão, mesmo sendo mensurável, é superior à medida no membro superior, o que é fisiologicamente impossível.

Portanto, resultados que produzem índices acima de 1 são descartados por não terem utilidade, e isto acontece com freqüência sobretudo em pacientes diabéticos que têm grau de calcificação arterial mais acentuada. Para diminuir este fator de erro induzido pela calcificação arterial das artérias da perna, é proposta a medida da pressão diretamente no dedo do pé. Esta medida, entretanto, já demanda outro tipo de aparelhamento, como, por exemplo, fotopletismógrafo colocado na polpa digital (Fig. 4-17).

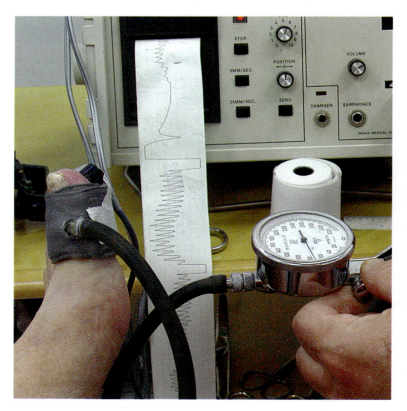

Fig. 4-17. Medida da pressão no hálux.

Registros gráficos

O uso dos aparelhos de ultra-som permite também o registro gráfico da onda pulsátil do fluxo arterial. O registro de onda de pulso normal tem padrão caracteristicamente trifásico. A sístole produz registro que corresponde a primeiro pico positivo seguido de pico de deflexão negativa, e ao final a diástole produz pequena onda positiva. A transformação do registro de onda para padrão bifásico e monofásico, com progressivo achatamento, demonstra doença arterial oclusiva. Este mesmo padrão gráfico pode, qualitativamente, ser percebido pelo sinal sonoro do aparelho de ultra-som, permitindo a ausculta de som de onda trifásico, bifásico e monofásico (Fig. 4-18).

Outros testes foram ensaiados, como a medida direta do fluxo cutâneo por aparelhos que usam o efeito Doppler, mas através da emissão de feixe de *laser* (Laser-Doppler), para medir o fluxo sanguíneo em capilares da pele; aparelhos que registram a temperatura no membro (termometria) e medidas diretas da pressão transcutânea de oxigênio. Destes, o último é o que mais tem sido usado rotineiramente.

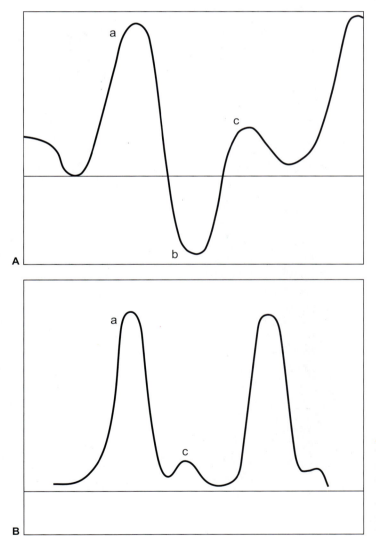

Fig. 4-18. (**A**) Típico registro trifásico, sístole responsável pelo forte pico inicial positivo *(a)* e negativo *(b)* e a diástole pela pequena onda positiva final *(c)*. (**B**) Registro bifásico, sem a fase negativa da sístole.

Medida de pressão transcutânea de oxigênio

A medida da tensão de oxigênio é feita por eletrodo recoberto por membrana, aplicado diretamente sobre a pele. O eletrodo é aquecido, e a difusão do oxigênio pela membrana pode ser aferida. Para a estimativa da tensão de oxigênio na região distal da perna ou pé são feitas medidas comparativas em outros locais do organismo, como a caixa torácica e a coxa. O ideal é que estes três eletrodos sejam colocados simultaneamente, para permitir medida mais rápida e precisa (Fig. 4-19).

Medidas abaixo de 40 mmHg são indicativas de isquemia crítica. Este método ainda é muito dispendioso pelo alto custo da aparelhagem e sujeito a falhas causadas por edema ou infecção no local da medida, mas tem sido proposto como auxiliar na avaliação da isquemia.

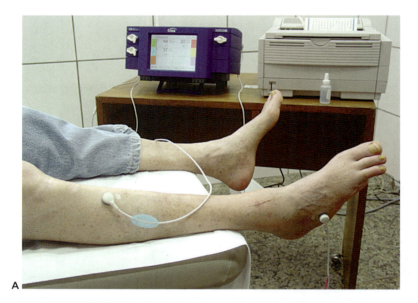

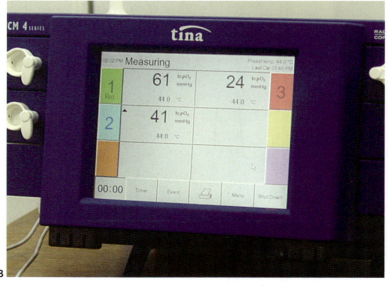

Fig. 4-19. (**A**) Exemplo de uso de aparelho para medida da pressão transcutânea de oxigênio. Eletrodos colocados no membro inferior. (**B**) Visor do aparelho mostrando a medida no tórax, perna e pé.

CAPÍTULO 4 • DOENÇA ARTERIAL OBSTRUTIVA PERIFÉRICA

■ MÉTODOS DE IMAGEM PARA DIAGNÓSTICO DA DAOP

Os métodos de avaliação da isquemia são úteis e auxiliam no planejamento do tratamento. Entretanto, isoladamente não fornecem dados que permitam a realização dos procedimentos necessários para reverter os casos de isquemia grave. Para que sejam executados com segurança há a necessidade de imagens que definam os locais de obstrução arterial, a fim de que possam ser desobstruídos diretamente ou ultrapassados, por cirurgias abertas convencionais ou por métodos endovasculares.

A imagem que fornece mais informações sobre a localização dos pontos de obstrução e das áreas que permanecem abertas, permitindo o planejamento do tratamento, é a obtida pela radiografia feita após a injeção de meio de contraste nas artérias – a arteriografia.

Arteriografia

A arteriografia é utilizada desde a década de 1940 e, apesar de grande evolução tecnológica nesse período, o seu princípio permanece o mesmo, ou seja, a injeção de substância radiopaca intra-arterial. Os principais inconvenientes deste método são decorrentes deste princípio básico. A injeção do contraste demanda a punção direta da artéria, o que a transforma em método invasivo, e as substâncias utilizadas para sua realização têm efeitos colaterais, principalmente nefrotoxicidade. Entretanto, nesse período houve grande avanço tecnológico permitindo que menor quantidade de contraste seja necessário devido aos métodos digitais de integração da imagem, tornando as punções mais seguras pelo menor perfil de agulhas e cateteres e pelo desenvolvimento de substâncias menos dolorosas e menos tóxicas. A arteriografia e os métodos de cateterismo constituem a base dos métodos endovasculares atualmente em franco desenvolvimento.

Para a compreensão do que representa a arteriografia devem ser considerados aspectos anatômicos, patológicos e a correlação entre os achados do exame e a sintomatologia do paciente.

A arteriografia normal reproduz a anatomia da árvore arterial. As Figuras 4-20 a 4-23 são exemplos de arteriografias, de diferentes segmentos das artérias dos membros inferiores, de padrão praticamente normal, que permitirão comparação com exemplos de casos com doença arterial.

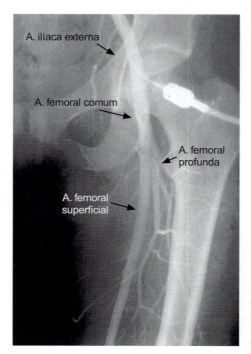

Fig. 4-20. Arteriografia de padrão normal, desde a artéria ilíaca externa até terço médio da artéria femoral superficial. Note-se no alto, à direita, o cateter que permitiu a injeção do contraste.

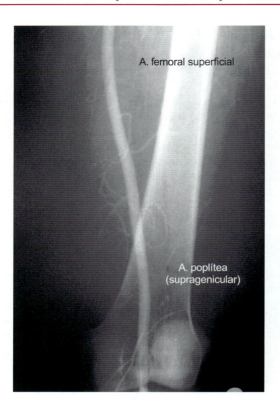

Fig. 4-21. Arteriografia normal do segmento distal de artéria femoral superficial e artéria poplítea suprageniular.

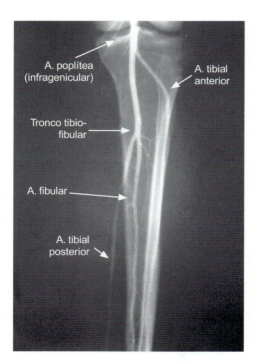

Fig. 4-22. Arteriografia normal das artérias da perna.

CAPÍTULO 4 ◆ DOENÇA ARTERIAL OBSTRUTIVA PERIFÉRICA

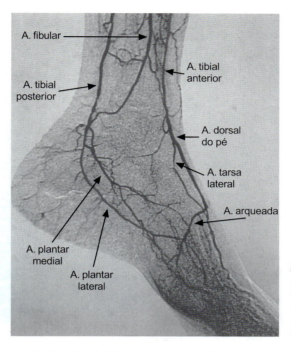

Fig. 4-23. Arteriografia das artérias do pé, que permite observar a anatomia nesta região, apesar de já haver padrão de doença arterial em algumas áreas.

Para que arteriografia de boa qualidade seja obtida, a substância radiopaca deve ser injetada sob pressão e em velocidade calculada, para que se forme bolo de contraste que permita a visibilização do fluxo pulsátil da artéria. Atualmente, com aparelhos que fazem a aquisição de imagens em movimento, pode-se acompanhar dinamicamente o deslocamento do contraste.

As imagens produzidas em conseqüência das doenças arteriais são características e permitem topograficamente definir as lesões, assim como evidenciar locais que mostram enchimento de contraste distalmente ao sítio de oclusão, o que permite planejar o tratamento. As Figuras 4-24 a 4-26, comparadas com o padrão normal das Figuras 4-21 a 4-23, são exemplos do aspecto apresentado pelas oclusões arterioscleróticas.

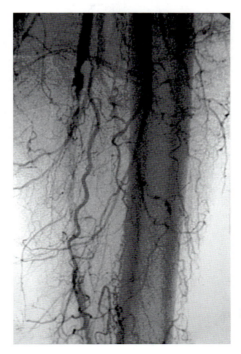

Fig. 4-24. Arteriografia demonstrando oclusão da artéria femoral superficial.

44 AMPUTAÇÃO E RECONSTRUÇÃO NAS DOENÇAS VASCULARES E NO PÉ DIABÉTICO

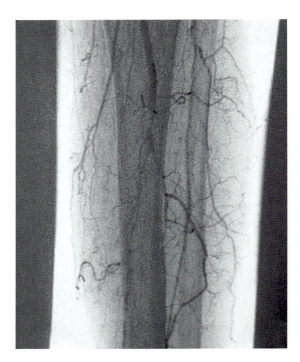

Fig. 4-25. Arteriografia demonstrando artéria poplítea pérvia e oclusões de artérias de perna, onde só são observadas colaterais.

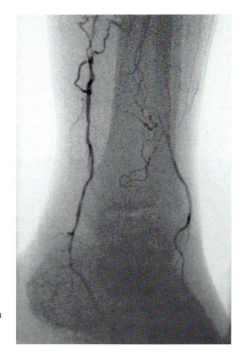

Fig. 4-26. Arteriografia demonstrando oclusão proximal da artéria tibial posterior, com reenchimento distal e artéria tarsa lateral irrigada a partir do ramo perfurante anterior da artéria fibular. Demais artérias ocluídas.

CAPÍTULO 4 • DOENÇA ARTERIAL OBSTRUTIVA PERIFÉRICA

Sob o ponto de vista de correlação dos achados do exame com a sintomatologia do paciente, o que deve ser compreendido é que a arteriografia, mesmo sendo exame de imagem claro e objetivo, que permite identificar os pontos de obstrução causados pela doença arterial, não pode definir se o paciente apresenta quadro de isquemia compensada ou descompensada. É comum, por exemplo, a situação de pacientes que apresentem o mesmo padrão arteriográfico nos dois membros inferiores, com áreas disseminadas de aterosclerose, e que tenham úlcera isquêmica ou dor de repouso em um dos lados e seja assintomático do outro.

Para esclarecer os mecanismos fisiopatológicos que explicam este tipo de situação é que são utilizados e estudados os métodos de avaliação quantitativa da isquemia descritos no tópico anterior. Entretanto, como também já foi discutido, a experiência clínica e o conhecimento da evolução da isquemia são os parâmetros mais importantes para definir a conduta. Isto significa que o paciente que tem úlcera isquêmica e demonstra obstruções arteriais na arteriografia, com grande probabilidade necessita tratamento de revascularização, e que estará melhor se os pulsos distais forem restaurados. O lado em que a isquemia está equilibrada não necessita, pelo menos de imediato, de revascularização.

Dois conceitos derivam desse fato: o primeiro é que baseado na experiência clínica, e conhecimento da evolução desse tipo de doente, e considerando que os outros métodos de avaliação de isquemia têm limitações e são dispendiosos, a maioria dos cirurgiões vasculares utiliza apenas a arteriografia como método final para decisão de conduta cirúrgica; o segundo é que por ser método invasivo, não isento de complicações, e que só tem valor se for atualizado para poder ser correlacionado com o quadro clínico do paciente, só deve ser realizado como exame pré-operatório, ou quando a gravidade dos sintomas do paciente o justifique.

Angiorressonância

A melhor imagem para definir o tipo de tratamento a ser instituído é a arteriografia. A interpretação das imagens necessita, entretanto, conhecimento da fisiopatologia das oclusões arteriais, e trata-se de exame invasivo. O aspecto invasivo deste exame é relacionado ao fato de que para a injeção da substância de contraste há a necessidade de punção arterial, e a própria substância de contraste não é isenta de efeitos colaterais. Existem métodos não-invasivos utilizados para a visibilidade de vasos dos membros inferiores. Os principais são o ultra-som vascular e a ressonância nuclear.

A ressonância se baseia na capacidade tecnológica de aparelhos discriminarem o espectro magnético de diferentes tecidos e produzir imagens. Neste aspecto, a ressonância destina-se a substituir a imagem da arteriografia. Aí residem as vantagens e desvantagens deste método. A vantagem principal é que a imagem é gerada sem a necessidade de punção arterial e injeção de substância de contraste. As desvantagens, além de aspectos inerentes ao método, como o fato de o paciente ter de ficar imóvel por determinado período dentro de tubo magnético, o que pode gerar ansiedade e limitar o uso a pacientes que tenham dispositivos metálicos implantados, residem principalmente na qualidade da imagem. Assim como a arteriografia, cujo principal atributo é a imagem gerada, a ressonância é feita para gerar imagem nítida, que permita diagnóstico e decisão de conduta. Entretanto, particularmente no estudo dos membros inferiores, estas imagens ainda não são comparáveis às das arteriografias (Figs. 4-27 a 4-29).

46 AMPUTAÇÃO E RECONSTRUÇÃO NAS DOENÇAS VASCULARES E NO PÉ DIABÉTICO

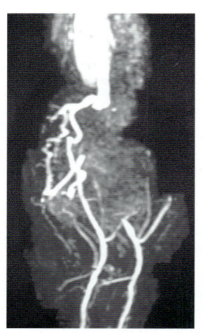

Fig. 4-27. Angiorressonância demonstrando oclusão da aorta terminal e reenchimento das artérias ilíacas por rede colateral.

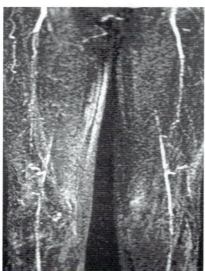

Fig. 4-28. Angiorressonância do território femoropoplíteo, demonstrando oclusão das artérias femorais superficiais, com reenchimento distal por ramos da artéria femoral profunda.

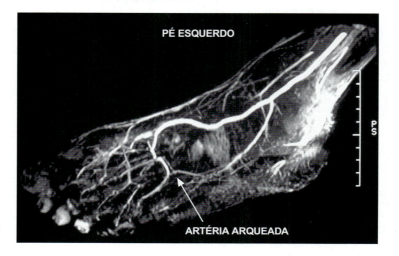

Fig. 4-29. Angiorressonância de artérias do pé demonstrando boa definição de imagem.

Eco-Doppler

O eco-Doppler é exame de ultra-sonografia que permite também a visibilidade, além de análises que permitem quantificar graus de estreitamento e mensurar fluxo. Por produzir imagens, e não ser invasivo, tem sido preconizado também como substituto das arteriografias, mas em geral é utilizado como método auxiliar para diagnóstico e planejamento do tratamento das isquemias de membros inferiores (Fig. 4-30).

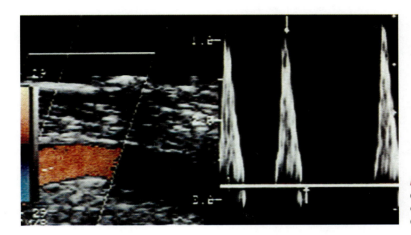

Fig. 4-30. Imagem e espectro do fluxo gerado por artéria com aparelho de eco-Doppler.

CAPÍTULO 5

Tratamento da Isquemia

As fases iniciais da isquemia causada pela aterosclerose, caracterizada pelos sintomas de claudicação intermitente, podem ser tratadas clinicamente.

O tratamento no caso procura abordar o controle dos fatores de risco conhecidos, como a hipertensão, o diabetes e as hiperlipidemias, através da instituição de medicamentos de eficácia estabelecida para tanto. O tabagismo deve ser apontado, para os pacientes que mantêm este hábito, como desaconselhável, cabendo eventualmente, também, instituição de esquema terapêutico. O aconselhamento de atividade física sistemática faz parte também da abordagem do tratamento nesta fase. Medicamentos específicos para o tratamento da claudicação intermitente, por ação direta no aparelho circulatório, apesar de disponíveis, têm efeito ainda controverso.

Este conjunto de manobras pode atenuar ou eliminar os sintomas da claudicação intermitente, ou pelo menos manter a distância de marcha até o aparecimento de dor, estável, sem progressão para piora.

Para os casos mais graves, em que ocorre a manifestação de dor isquêmica em repouso, ou já existe a exteriorização de lesões teciduais, o tratamento exige intervenções diretas sobre o sistema circulatório. Apesar de, em pacientes que apresentem os fatores de risco conhecidos, este controle dever ser mantido da forma mais eficiente possível, estas manobras não são suficientes para reverter o quadro de dor isquêmica e levar à cicatrização de lesões teciduais. Medicamentos que atuem diretamente sobre o aporte de sangue oxigenado têm eficácia discutível, e esquemas analgésicos podem e devem ser utilizados para o conforto do paciente, até que o tratamento definitivo seja instituído. A simpatectomia, que representa forma indireta de atuação sobre o fluxo sanguíneo, por ação no sistema nervoso autônomo, é atualmente pouco utilizada.

O restabelecimento do fluxo arterial é a manobra mais eficiente para o tratamento da isquemia. Isto é possível através de procedimentos endovasculares e operações abertas convencionais. Todas as técnicas da cirurgia vascular convencional, ou endovascular, são também empregadas nos pacientes diabéticos.

Estas intervenções cirúrgicas podem ser divididas topograficamente como sendo do território aortoilíaco e femoropoplíteo.

■ INTERVENÇÕES NO TERRITÓRIO AORTOILÍACO

As técnicas cirúrgicas convencionais para lidar com obstruções ateroscleróticas do território aortoilíaco e garantir o aporte de sangue oxigenado aos membros inferiores incluem operações feitas em derivação com uso de substitutos arteriais e a desobstrução direta através da endarterectomia. As operações em derivação mais comuns são os enxertos aortoilíacos e aortofemorais, sendo alternativas a estes procedimentos as derivações ilioilíaca, iliofemoral, femorofemoral e axilofemoral ou axilobifemoral. Estas operações são individualmente consideradas para a necessidade de cada paciente, dependendo da localização e extensão da doença e fatores de risco associados. Estes procedimentos, quando feitos com julgamento cuidadoso e acompanhados por monitoração perioperatória adequada, são tão seguros quanto amputações maiores.

As intervenções endovasculares, no caso representadas pela angioplastia transluminal, feitas com balão e acompanhas ou não da colocação de *stents* metálicos simples ou revestidos (endopróteses), são também forma direta de desobstrução arterial. Em geral são indicadas para doença mais focal, por exemplo, da aorta abdominal distal, ilíacas comuns e ilíacas externas. Para a doença difusa, extensa, complexa, em vários níveis e multifocal, ou segmentos totalmente ocluídos da aorta abdominal e ilíaca que não possam ser ultrapassados por guias e cateteres, a cirurgia convencional é o procedimento de escolha.

INTERVENÇÕES NO TERRITÓRIO INFRA-INGUINAL

A descrição da primeira revascularização no território femoropoplíteo, que demonstrou a possibilidade de utilização da veia safena magna como substituto arterial para a criação de derivação em ponte, feita há mais de 50 anos, estabeleceu princípios que ainda hoje são totalmente aplicáveis para o tratamento da isquemia. Kunlin, em 1948, descreve o quadro isquêmico em paciente de 54 anos, com dor, palidez e lesões teciduais no pé, que teve o quadro totalmente revertido, com alívio dos sintomas, retorno da perfusão demonstrada por coloração rósea e cicatrização das lesões após a restauração dos pulsos distais pela revascularização bem-sucedida.

Ainda atualmente a veia safena é o principal substituto empregado para as operações em derivação, que são as mais utilizadas neste território, sendo a indicação mais aceita a situação de isquemia crítica, com lesões teciduais, gangrena e risco de perda da extremidade.

Entretanto, a natureza disseminada da doença arterial diabética e o aumento da longevidade desta população, pelo melhor controle clínico da doença, fizeram com que os quadros isquêmicos com os quais estes pacientes se apresentavam, ao longo das décadas subseqüentes, exigissem reconstruções mais complexas.

A descrição da possibilidade de revascularização de artérias infrapoplíteas, que se seguiu a melhor visibilidade de artérias distais pelas melhoradas técnicas angiográficas, a compreensão fisiopatológica da doença arterial diabética, que apesar de topograficamente distal, preserva artérias podálicas, e o treinamento sistemático em cirurgia vascular mudou o panorama do tratamento e aumentou o índice de salvamento de membros.

As operações em derivação para as artérias do pé, particularmente em diabéticos, são muito realizadas atualmente (Fig. 5-1).

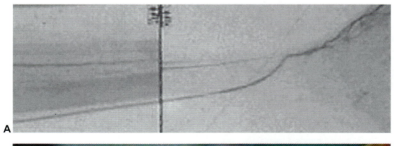

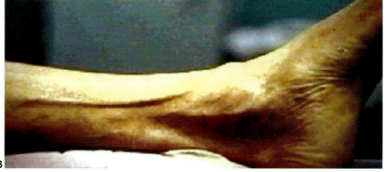

Fig. 5-1. (**A**) Arteriografia de controle de revascularização femoropediosa. (**B**) Trajeto característico da veia, em pós-operatório tardio, que demonstra enxerto funcionante e preservação da extremidade.

CAPÍTULO 5 ♦ TRATAMENTO DA ISQUEMIA

As técnicas de revascularização do território infra-inguinal e infrapoplíteo representam atualmente, sob o ponto de vista de técnica operatória, campo de crescimento e desafios.

A utilização da veia safena como substituto arterial continua sendo aspecto fundamental no sucesso dos procedimentos nesta área. Continuam sendo objeto de discussão na literatura médica modalidades de aproveitamento e técnicas de utilização da veia, se invertida, para adequar fluxo arterial à posição fisiológica das válvulas, ou não-invertida, mantida no seu leito, na modalidade técnica conhecida como *in situ*, ou removida do seu leito, mas em ambas as situações demandando lise cirúrgica das válvulas.

A técnica *in situ*, descrita com grande sucesso para a revascularização de casos de isquemia crítica, seja de diabéticos seja de não-diabéticos, ganhou grande popularidade, e casuísticas expressivas se acumularam.

O principal apelo desta técnica, além de ser o de manter os calibres proximal e distal da veia safena compatível aos calibres proximal e distal das artérias doadora e receptora do enxerto, é a preservação do endotélio, pelo fato de a veia não ser removida de seu leito, o que proporciona maior durabilidade a estes procedimentos.

A real importância da preservação da veia em seu leito e proteção endotelial, entretanto, foi questionada por autores que continuavam a praticar revascularizações com a veia na modalidade invertida, com resultados comparáveis aos da veia *in situ*. Para que a revascularização *in situ* seja possível, as condições anatômicas têm de ser excelentes. A partir da qualidade da veia safena, que, de forma ideal, deve ser livre de doença e preservada em todo o comprimento no seu leito. Essas condições privilegiadas talvez expliquem os bons resultados com a técnica *in situ*. Cada vez menos, porém, estas condições são presentes.

A utilização da veia não reversa com realização de lise valvular, porém removida de seu leito, passou a ser opção técnica, e empregada rotineiramente. As características desta técnica, que se apresentam como vantajosas, são: 1. permite selecionar o melhor segmento de veia e torna mais flexível a escolha dos trechos ideais da artéria doadora e receptora para a realização da derivação. 2. por não ser invertida, mantém a relação de calibre com as artérias. 3. durante a desvalvulação a veia é inspecionada pelo valvulótomo, e algum trecho julgado não adequado pode ser removido. 4. as incisões na pele podem ser escalonadas. Quando da utilização de veias do membro superior ou outros segmentos de veias superficiais, a desvalvulação também é empregada, pelos mesmos motivos.

Pacientes com revascularizações prévias, de próprio membro inferior ou de miocárdio, ou indisponibilidade da veia safena, por flebite ou alguma outra condição, como a de doença venosa, ou remoção por insuficiência venosa e varizes, freqüentemente se apresentam, e as possibilidades de revascularização passam a ser mais restritas.

Devido ao funcionamento ainda não comparável ao da veia safena dos outros substitutos para área infrapoplítea, como materiais sintéticos (PTFE – politetrafluoroetileno expandido), biológicos (veia safena homóloga preservada, veia de cordão umbilical, colágeno heterólogo), a política totalmente autógena é preconizada por muitos cirurgiões. Deste modo, outras veias superficiais, como a safena externa, veias do membro superior, veias profundas, têm sido propostas para as revascularizações.

Como, entretanto, estas operações demandam maior tempo cirúrgico e múltiplas incisões, alguns preferem o uso de próteses. Ainda assim, estas são utilizadas com o adjunto de alguma manobra adicional, como a interposição de segmento de veia na anastomose distal (Fig. 5-2).

A terapêutica endovascular, nos territórios femoropoplíteo e distal, tem tido indicação crescente. Existe questionamento a respeito da durabilidade tardia dos procedimentos. Entretanto, os resultados imediatos para o tratamento de casos graves de isquemia crítica têm sido tão eficazes, através de procedimentos relativamente simples, às vezes feitos sob anestesia local, em contrapartida a intervenções abertas de várias horas, com recuperação em unidades de terapia intensiva, que sua utilidade é inquestionável. A medida justa de sua utilização vai se sedimentar em futuro próximo

Fig. 5-2. (**A**) Arteriografia de paciente com isquemia crítica, mostrando apenas enchimento da artéria fibular na região distal da perna. A paciente já era amputada do membro contralateral e havia sido submetida à safenectomia e à revascularização do miocárdio, usando substitutos do membro superior. (**B**) Revascularização utilizando prótese de colágeno heterólogo com interposição de segmento de veia do membro superior e fístula arteriovenosa. Arteriografia de controle mostra enxerto (1, seta superior) e segmento de veia (1, seta inferior), com enchimento das veias (2, seta superior) e artéria distal (2, seta inferior). (**C**) Aspecto intra-operatório com utilização de ultra-sonografia (Dúplex) para controle das anastomoses. (**D**) Tela do ultra-som mostrando fluxo na fístula arteriovenosa (seta).

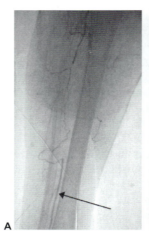
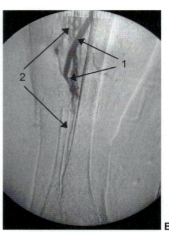
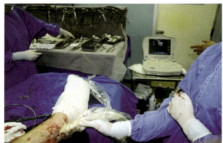
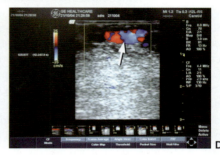

■ ASPECTOS TÉCNICOS DOS PROCEDIMENTOS DE REVASCULARIZAÇÃO

As técnicas endovasculares aplicadas ao tratamento da isquemia são realizadas por dispositivos intra-arteriais que permitem a resolução de processos obstrutivos.

A principal manobra é chamada de angioplastia, que consiste na deformação (plastia) da placa de ateroma realizada pela insuflação de balão acoplado a cateter. Para tanto é necessário via de acesso à arvore arterial que permita a passagem dos cateteres e a insuflação do balão.

■ TÉCNICAS ENDOVASCULARES

Os cateteres correm sobre guias, e para que a dilatação da luz pela deformação da placa de ateroma possa ser realizada, é necessário que o guia consiga ultrapassar o local de estenose. A seqüência de desenhos da Figura 5-3 e o exemplo de casos das Figuras 5-4 e 5-5 ilustram o procedimento.

As angioplastias podem ser complementadas pela colocação, pela mesma via de cateteres, de estruturas metálicas (stents), que podem ser revestidos por tecido (endopróteses). A seqüência da Figura 5-6 demonstra um destes procedimentos na artéria ilíaca.

CAPÍTULO 5 ♦ TRATAMENTO DA ISQUEMIA

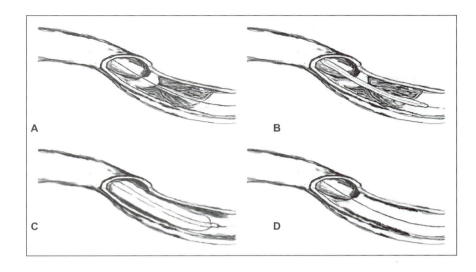

Fig. 5-3. (**A**) Fio-guia passando pela placa de ateroma. (**B**) Cateter com balão passado pelo guia. (**C**) Balão insuflado. (**D**) Deformação da placa de ateroma com resolução da estenose; fio-guia ainda em posição.

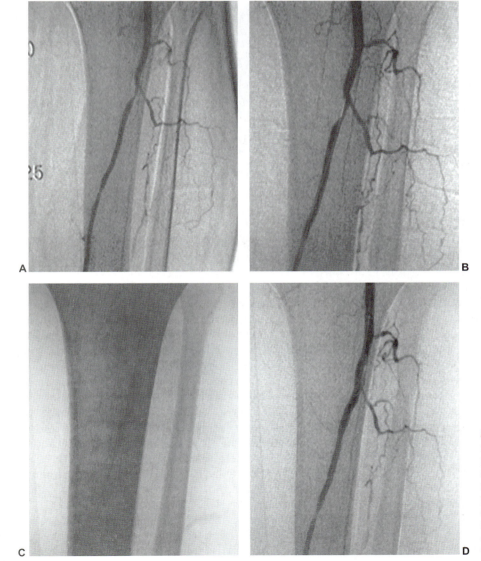

Fig. 5-4. Aspectos radiológicos do procedimento. (**A**) Estenose do tronco tibioperoneiro. (**B**) Estenose ultrapassada pelo fio-guia. (**C**) Balão de angioplastia insuflado. (**D**) Aspecto final da dilatação, ainda com o fio-guia no local.

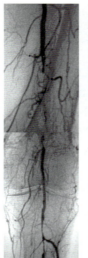
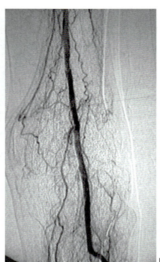

Fig. 5-5. (**A**) Arteriografia demonstrando oclusão total da artéria poplítea acima da interlinha articular do joelho e estenose pouco acima da saída da tibial anterior.
(**B**) Aspecto pós-angioplastia.

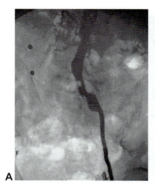
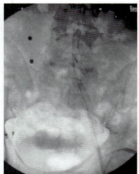
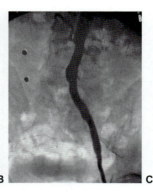

Fig. 5-6. (**A**) aspecto radiológico de estenose da artéria ilíaca comum.
(**B**) Após a dilatação e colocação de *stent* revestido.
(**C**) Aspecto final do procedimento.

■ ENDARTERECTOMIA

A endarterectomia, descrita por Cid dos Santos em 1947, consiste na remoção da placa de ateroma, o que é possível pelo fato de existir plano de clivagem que permite a retirada da placa junto com parte da parede arterial, deixando superfície lisa que, apesar de não revestida por endotélio, permite a passagem do sangue sem trombose. O plano de clivagem existe na parte externa da camada média, e as camadas mioelásticas externas da média, a limitante elástica externa e a adventícia são suficientes para conter a pressão arterial e conduzir o sangue de maneira eficiente. O plano da endarterectomia é representado na Figura 5-7.

Alguns aspectos relacionados à forma de manifestação da doença aterosclerótica e à técnica operatória limitam a utilização da endarterectomia rotineiramente, particularmente para o tratamento da isquemia dos membros inferiores, portanto nos territórios aortoilíaco e femoropoplíteo.

Em relação à forma de manifestação da doença, a aterosclerose nestes territórios é em geral extensa, sem limites nítidos do final da placa. Por exemplo, comparativamente, na região carotídea, a placa de ateroma que se forma em geral é restrita à região da bifurcação entre as carótidas interna e externa. Este fato torna a endarterectomia o procedimento de escolha para os procedimentos cirúrgicos utilizados para o tratamento das manifestações da doença nesta região.

Na região aortoilíaca e femoropoplítea, a doença não tem limites definidos. Isto implica a necessidade de exposições cirúrgicas amplas, o que do ponto de vista de técnica operatória representa acessos mais traumáticos, com maior perspectiva

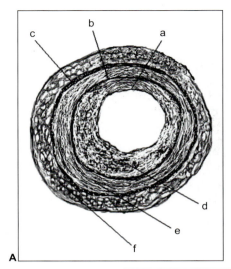
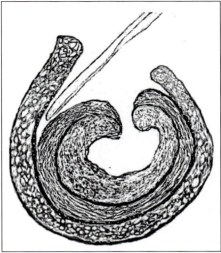
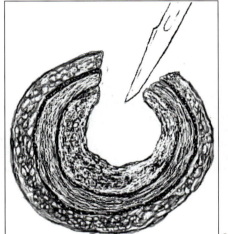

Fig. 5-7. (**A**) Representação esquemática da parede arterial e placa de ateroma: *(a)* endotélio; *(b)* limitante elástica interna; *(c)* limitante elástica externa; *(d)* placa de ateroma; *(e)* camada média; *(f) camada adventícia.* (**B**) Esquema da artéria aberta com bisturi até a luz remanescente. (**C**) Representação do plano da endarterectomia, demonstrando a placa de ateroma sendo removida juntamente com a camada média, até o plano da limitante elástica externa.

de sangramento e possibilidade de lesão de artérias secundárias, que podem ser importantes na compensação fisiológica representada pela circulação colateral. Apesar de técnicas operatórias terem sido desenvolvidas para minimizar estes problemas, como a utilização de instrumentos cirúrgicos em forma de anel, acoplados a hastes metálicas, para permitir que, devido ao plano de clivagem que existe entre a placa de ateroma e as camadas da artéria, a artéria possa ser desobstruída sem exposições amplas, este aspecto ainda representa impedimento técnico considerável (Fig. 5-8).

A dificuldade adicional que ocorre com o uso desta técnica refere-se ao ponto distal da secção da placa de ateroma. Como não existe limite final nítido da placa, se não ocorrer sua adequada fixação juntamente com a íntima, a elevação que pode ocorrer ao ser restabelecido o fluxo arterial pode promover a trombose do vaso (Fig. 5-9).

Apesar destes aspectos, que representam dificuldades técnicas, a endarterectomia é utilizada em casos selecionados no tratamento da isquemia de membros inferiores. Devido ao calibre dos vasos e extensão da doença aterosclerótica, estas indicações são mais freqüentes na região aortoilíaca do que na femoropoplítea. A Figura 5-10 ilustra exemplo de placa de ateroma retirada por endarterectomia da aorta terminal e ilíacas, e as Figuras 5-11 e 5-12, aspecto radiológico, demonstrando arteriografia pré e pós-procedimento.

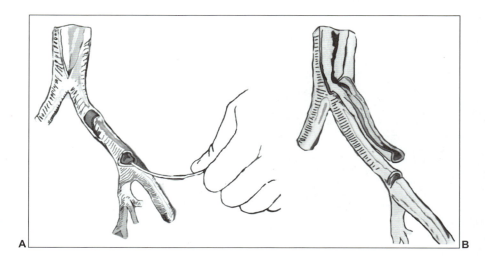

Fig. 5-8. (**A**) Introdução de anel de endarterctomia, no plano de clivagem, após abertura transversal da artéria. (**B**) Placa de ateroma da ilíaca removida pelo procedimento.

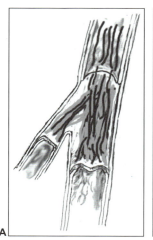 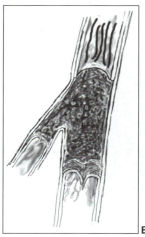 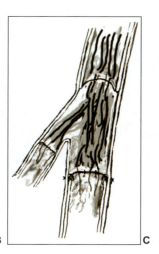

Fig. 5-9. (**A**) Após a endarterectomia, a parte distal remanescente da placa de ateroma pode ficar solta. (**B**) Esquema demonstrando que, nestas condições, ao ser restabelecido o fluxo, o ressalto distal da placa descolado pelo fluxo pode provocar obstrução e trombose. (**C**) Técnica adequada, demonstrando que com a fixação da placa de ateroma o fluxo é restabelecido sem impedimento.

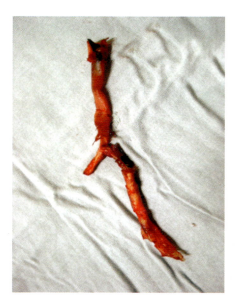

Fig. 5-10. Placa de ateroma removida por endarterectomia das aortas terminal e ilíacas.

CAPÍTULO 5 • TRATAMENTO DA ISQUEMIA

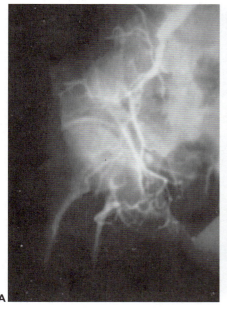
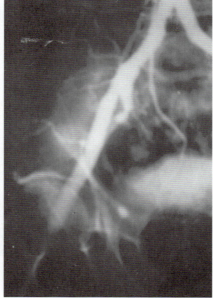

Fig. 5-11. (**A**) A arteriografia demonstrando oclusão da artéria ilíaca externa. (**B**) Controle arteriográfico pós-endarterectomia.

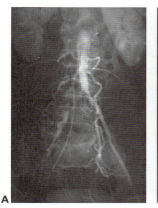
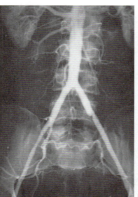
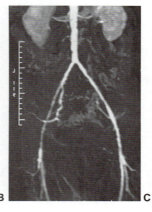

Fig. 5-12. (**A**) Arteriografia pré-operatória demonstrando doença oclusiva na bifurcação da aorta, com oclusão total da ilíaca comum esquerda. (**B**) Controle arteriográfico pós-endarterectomia. (**C**) Angiorressonância tardia, após dez anos de acompanhamento.

■ OPERAÇÕES CIRÚRGICAS EM DERIVAÇÃO OU PONTE

Estas operações são possíveis pela característica anatomopatológica da doença arteriosclerótica. As oclusões ateroscleróticas são segmentares, e as artérias tronculares são reabitadas distalmente ao sítio de obstrução pela circulação colateral. A função principal da arteriografia como exame diagnóstico é exatamente permitir identificar a artéria troncular proximal (doadora do fluxo) e distal (receptora) e planejar operação de revascularização que pode ser feita em derivação ou ponte (Fig. 5-13).

As operações em derivação são empregadas tanto no território aortoilíaco como no femoropoplíteo. No território aortoilíaco, devido ao calibre dos vasos, tubos sintéticos são necessários (Figs. 5-14 e 5-15); no território femoropoplíteo, apesar de ser possível a realização de derivações com tubos sintéticos, a veia safena é o substituto de escolha.

A veia safena, pelo calibre e comprimento, presta-se à maioria das situações que se apresentam nos processos oclusivos do território femoropoplíteo. O sistema venoso é valvulado, e em condições fisiológicas normais conduz o sangue da região distal para a proximal, permitindo o retorno venoso. Para a condução do fluxo arterial há a necessidade de adaptações. A manobra utilizada há mais tempo é a remoção da mes-

Fig. 5-13. Exemplo de derivação em ponte. (**A**) Oclusão segmentar da artéria tibial posterior. (**B**) Aspecto do controle radiológico mostrando derivação tibial posterior-plantar lateral com veia safena.

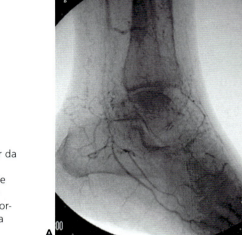
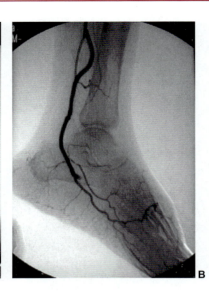

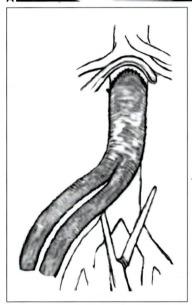

Fig. 5-14. Esquema demonstrando prótese sintética anastomosada na porção infra-renal da aorta para estabelecer derivação do fluxo arterial para as artérias ilíacas.

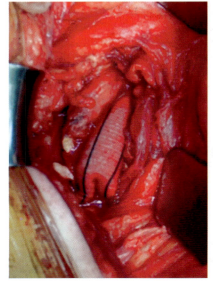

Fig. 5-15. Aspecto cirúrgico de derivação com prótese de Dacron utilizada em derivação aortoilíaca.

ma de seu leito e a inversão de sentido, de forma que sua parte distal é anastomosada na artéria doadora e a parte proximal na artéria receptora. Os enxertos com a veia safena invertida são procedimentos de eficácia comprovada, sendo utilizados há mais de 50 anos na prática médica.

Entretanto, a utilização da veia na modalidade invertida não respeita o aspecto anatômico da compatibilidade de calibre. Nesta modalidade técnica a artéria doadora é anastomosada à parte distal da veia e a artéria receptora à parte proximal. Para enxertos curtos, como os realizados entre as artérias femoral e poplítea, esta consideração pode ser de menor importância, particularmente para veias de boa qualidade. Entretanto, para revascularizações distais, a inadequação de calibre é aspecto a ser valorizado.

Outra forma de utilização da veia safena, que surgiu em face desta condição, é a modalidade não invertida. As válvulas são seccionadas, o que, além de permitir a utilização da veia em sua posição natural e adequação de calibre às artérias, torna o fluxo de sangue dentro da veia bidirecional, que é a situação fisiológica normal do fluxo arterial.

A secção das válvulas pode ser feita com a veia mantida em seu leito, técnica conhecida como *in situ*, ou com a veia removida de seu leito. A vantagem da manutenção da veia em seu leito é a preservação da nutrição natural da parede e, portanto, do endotélio. Entretanto, para que esta técnica seja possível, é necessário que a veia seja de boa qualidade em toda sua extensão. Para a valvulotomia segura e ligadura das colaterais, incisão de pele contínua sobre a veia é uma das técnicas descrita. Outras modalidades técnicas utilizam valvulótomos que são passados por dentro da veia mantendo a pele intacta, e as colaterais são ligadas por pequenas incisões ou por técnicas endoscópicas.

A valvulotomia com a veia removida de seu leito é opção técnica que permite valvulotomia segura e a utilização do melhor segmento da veia que pode ser transposto para o sítio ideal entre a artéria doadora e a artéria-alvo. A veia pode ser removida por incisões menores, o que evita complicações que eventualmente ocorrem em incisões contínuas. A seqüência desta técnica é ilustrada nas Figuras 5-16 a 5-26.

Controle arteriográfico de revascularização realizada desde a artéria femoral comum até a artéria dorsal do pé, com esta técnica, é apresentado na Figura 5-27.

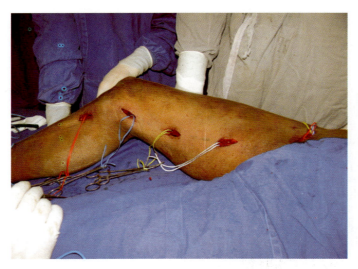

Fig. 5-16. A veia é exposta em seu trajeto e retirada. Com uso de afastadores próprios, e o uso de ligaduras metálicas nos ramos que permanecem no paciente, este tempo é realizado por incisões escalonadas. As incisões proximal e distal, utilizadas para a retirada da veia, também permitem a exposição da artéria doadora e artéria alvo do enxerto.

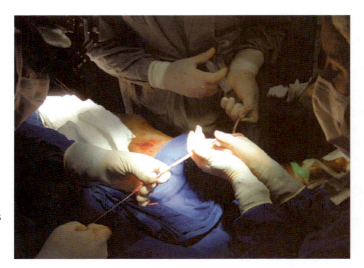

Fig. 5-17. A devalvulação é realizada com valvulótomo tipo Mills, que é introduzido por ramos ou pela parte distal da veia. Este tempo é feito com a injeção de soro proximal e distensão suave da veia. Os ramos são ligados e algum defeito reparado com fio cardiovascular delicado.

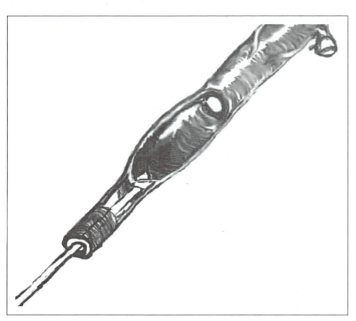

Fig. 5-18. Desenho esquemático demonstrando a ação do valvulótomo tipo Mills.

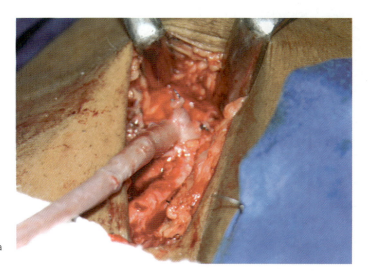

Fig. 5-19. A anastomose proximal é realizada entre a parte proximal da veia safena e a artéria doadora.

CAPÍTULO 5 ◆ TRATAMENTO DA ISQUEMIA

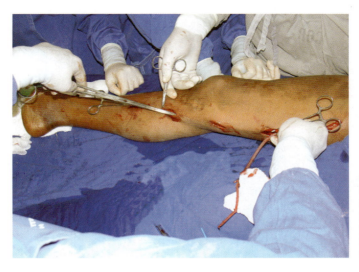

Fig. 5-20. Após a realização da anastomose proximal, e com a veia pulsando, esta é posicionada por trajeto previamente realizado, com auxílio de pinça (*clamp*) vascular longa.

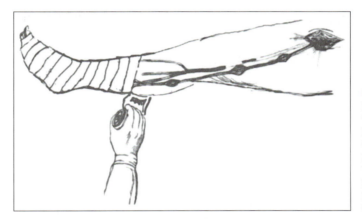

Fig. 5-21. Com a veia posicionada, e a posição correta verificada pela pulsatilidade em sua parte distal, é iniciada a hemostasia profilática com a utilização de faixas de látex que são passadas da parte distal para proximal para esvaziamento do membro.

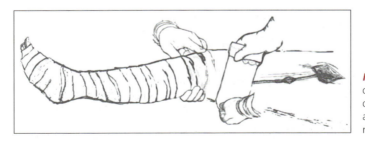

Fig. 5-22. Esquema demonstrando a colocação das faixas de látex, com a anastomose proximal já realizada.

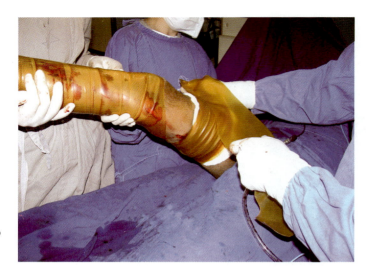

Fig. 5-23. Aspecto cirúrgico da colocação das faixas de látex. Após esvaziamento do membro é passado garrote na coxa.

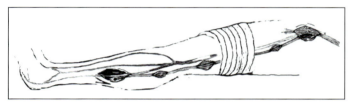

Fig. 5-24. Com garrote colocado proximalmente na coxa, é possível a realização da anastomose distal sem a colocação de pinças vasculares. Esta técnica facilita este tempo da anastomose, como evita a necessidade de dissecções mais extensas, para controles proximal e distal da arteriotomia, que é necessária pela técnica convencional.

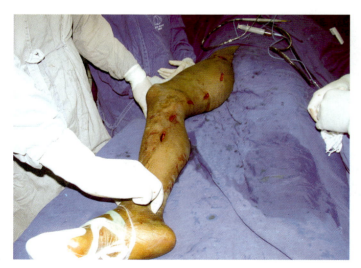

Fig. 5-25. Aspecto cirúrgico da operação completada, com palpação do pulso distal.

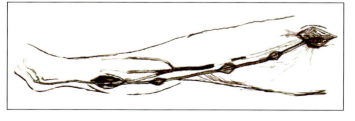

Fig. 5-26. Esquema demonstrando a operação realizada utilizando a veia safena desvalvulada *ex vivo*, entre as artérias femoral comum e tibial posterior, com a técnica descrita.

CAPÍTULO 5 ♦ TRATAMENTO DA ISQUEMIA

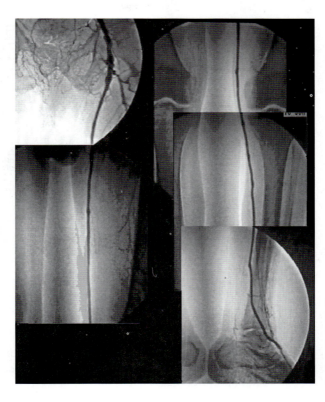

Fig. 5-27. Controle arteriográfico demonstrando enxerto utilizando a veia safena magna da forma descrita, desde a artéria femoral comum até a artéria dorsal do pé.

■ REVASCULARIZAÇÕES COM OUTROS MATERIAIS AUTÓGENOS

O uso de outros tipos de substitutos arteriais autógenos é recomendado por muitos que atuam na área da isquemia crítica. Na Figura 5-28 é demonstrada a retirada da veia safena externa, que no caso exemplificado tem comprimento comparável ao da própria safena interna. Na Figura 5-29 observam-se as incisões cicatrizadas e a preservação do membro.

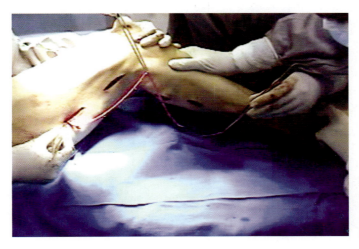

Fig. 5-28. Retirada da veia safena externa para utilização em revascularização infra-inguinal.

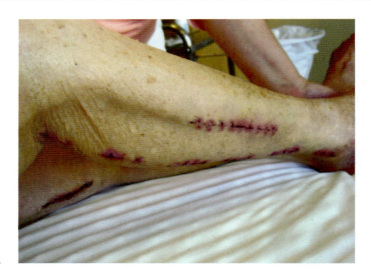

Fig. 5-29. Mesmo caso anterior demonstrando cicatrização das incisões e preservação da extremidade.

As veias do membro superior são também rotineiramente utilizadas e representam material muito apropriado para os casos de isquemia crítica quando as veias do membro inferior não são disponíveis. Os exemplos a seguir demonstram situação de exceção, em que além de veias do membro superior, a artéria radial foi retirada para procedimento de revascularização (Figs. 5-30 a 5-32).

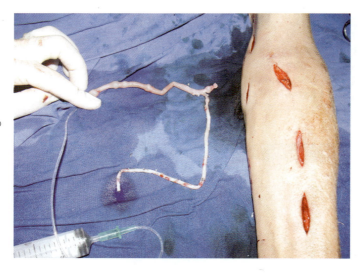

Fig. 5-30. Aspecto das incisões no antebraço e braço de paciente com isquemias críticas, que foram utilizadas para a retirada da veia basílica e artéria radial. No lado esquerdo da ilustração observa-se sendo perfundida com seringa e soro a veia basílica desvalvulada anastomosada à artéria radial.

CAPÍTULO 5 ◆ TRATAMENTO DA ISQUEMIA

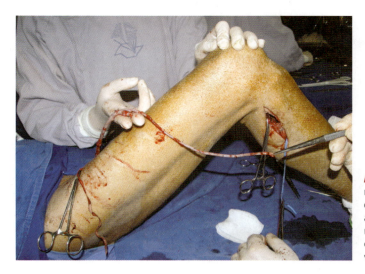

Fig. 5-31. Fotografia do membro inferior demonstrando as incisões de acesso à artéria doadora e receptora do fluxo arterial, e o aspecto do substituto da veia basílica e artéria radial.

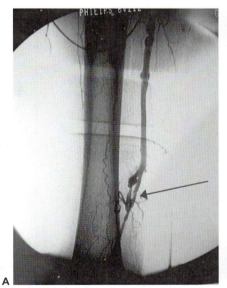
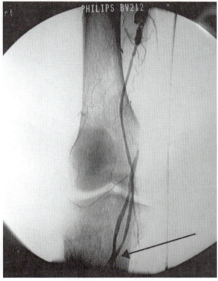

Fig. 5-32. Controle arteriográfico. (**A**) Veia basílica na coxa, anastomosada à artéria radial (seta). (**B**) Artéria radial chegando até a artéria poplítea infragenicular (seta).

CAPÍTULO 6
Doença Vascular e Diabetes

Diabetes mellitus provoca alterações específicas na função e estrutura vascular de diferentes órgãos, que como via final, por diminuição da irrigação arterial, resultam em isquemia e morte tecidual.

Dois tipos de doença vascular são vistos em pacientes com diabetes: a disfunção microcirculatória não-oclusiva envolvendo os capilares e arteríolas dos rins, retina e nervos periféricos, e a macroangiopatia caracterizada por lesões arterioscleróticas das coronárias e circulação arterial periférica. A microangiopatia é manifestação única do diabetes, enquanto as lesões ateroscleróticas são relativamente similares morfologicamente à aterosclerose do não-diabético.

Apesar desta similaridade do processo aterosclerótico em diabéticos e não-diabéticos, vários aspectos diferenciam e caracterizam a doença vascular das extremidades inferiores dos diabéticos. Nos pacientes diabéticos, há uma predileção de a doença macrovascular oclusiva envolver primariamente as artérias tibiais e fibular entre o joelho e o pé, como evidenciado pelo achado de que 40% dos pacientes diabéticos com gangrena terem pulso poplíteo palpável. As artérias do pé, caracteristicamente a dorsal entre outras, entretanto, são usualmente preservadas (Fig. 6-1).

LoGerfo e Coffman, em 1984, publicaram trabalho que se tornou uma das pedras angulares em relação a interpretação e diferenciação entre a micro e macroangiopatia dos diabéticos. Devido ao aspecto de envolvimento de vasos distais e à ocorrência das

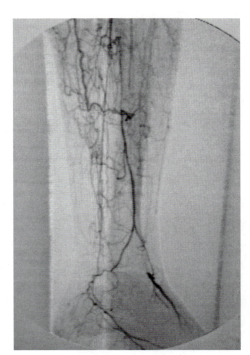

Fig. 6-1. Aspecto arteriográfico característico da aterosclerose macrovascular diabética. Oclusão das artérias tronculares da perna, com preservação da porção terminal da fibular e enchimento da artéria dorsal do pé (seta).

microangiopatias não-oclusiva renal, retiniana e dos nervos periféricos, popularizou-se o conceito de rotular a aterosclerose do diabético como sendo de natureza microangiopática. Estes autores ressaltam o fato errôneo de rotular a aterosclerose diabética como microangiopática, motivo pelo qual estes pacientes foram considerados por muito tempo, e por muitos ainda são, como não sendo passíveis de reconstruções arteriais em caso de isquemia crítica, por não terem leito distal para vazão das revascularizações.

Comparados a outros tipos de ateroscleróticos, particularmente fumantes jovens, os diabéticos apresentam potencialmente muito mais condições para reconstruções arteriais pela preservação exatamente de artérias distais, que propiciam a tentativa de revascularizações e o salvamento de extremidades que, sem esta visão, seriam encaminhados para amputações maiores.

Este conceito atualmente bem estabelecido, entretanto, faz parte de contexto complexo, já que no pé do paciente diabético, a isquemia, causada pelas oclusões macrovasculares, é um dos componentes de quadro sindrômico mais amplo, no qual participam também a neuropatia, e freqüentemente a infecção.

DOENÇA MACROVASCULAR

Nas considerações feitas sobre a influência da doença arterial em provocar isquemia tecidual e gangrena, foram discutidos aspectos genéricos da principal doença vascular degenerativa, a aterosclerose.

Diabetes mellitus é importante fator de risco para o desenvolvimento da aterosclerose, que se manifesta clinicamente com freqüência de 5 a 10 vezes maior em diabéticos do que em não-diabéticos.

Há um consenso de que a aterosclerose do diabético é mais difusa, mais grave, e que se manifesta em idade mais precoce que a aterosclerose do paciente não-diabético. Apesar do característico acometimento dos vasos infrapoplíteos, a ocorrência disseminada na árvore arterial é comum, envolvendo também freqüentemente as aortas abdominal, ilíacas e femorais.

A calcificação da placa intimal e da camada média (esclerose de Mönckeberg) é também característica da aterosclerose diabética. Este aspecto é particularmente observado em pacientes com insuficiência renal e necessidade de diálise. Esta calcificação mural diabética torna errôneos os testes diagnósticos não-invasivos baseados na medida das pressões segmentares, por elevarem falsamente os índices tornozelo/braço. Sob o ponto de vista cirúrgico, a calcificação dificulta as revascularizações e obriga modificações das técnicas de sutura. Entretanto, o processo de calcificação não é necessariamente oclusivo, como demonstra o exemplo da Figura 6-2.

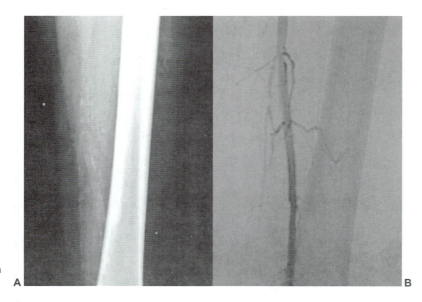

Fig. 6-2. (**A**) Radiografia simples, demonstrando a calcificação das artérias femoral superficial e poplítea. (**B**) Arteriografia da mesma área, que demonstra a artéria patente.

CAPÍTULO 6 ♦ DOENÇA VASCULAR E DIABETES

Este aspecto, que dificulta a avaliação funcional da isquemia do diabético, deve ser considerado também dentro do conceito de isquemias relativa e absoluta. Pacientes com aterosclerose disseminada dos membros inferiores, comum em diabéticos, podem não ter manifestações isquêmicas, já que para a demanda habitual ocorre compensação pela circulação colateral.

A isquemia pode ocorrer seja por agravamento do grau de oclusão arterial, seja por aumento da demanda. Este aumento da demanda pode ser desencadeado por ferimento traumático, do qual participa como fator causal, a neuropatia ou a infecção.

Operações cirúrgicas de âmbito ortopédico, que podem ser necessárias para corrigir deformações, devem levar este fato rigorosamente em consideração, já que a manipulação cirúrgica representa trauma que pode descompensar a isquemia. Da mesma forma, o cuidado de unhas e calosidades em pacientes neuropatas, com isquemia relativa compensada, podem resultar em traumatismo aos tecidos, especialmente se realizados por pessoas sem conhecimento e treinamento adequado.

Testes para a estimativa do grau de isquemia da extremidade são muito pesquisados, tanto para prever o potencial de cicatrização dos tecidos na presença de lesão ou infecção, como para permitir a realização de operações cirúrgicas em casos de deformidades, nos quais a incisão cirúrgica pode não cicatrizar, agravar ou provocar lesão.

A infecção, outro fator relacionado à transformação da isquemia relativa compensada em isquemia descompensada, pelo aumento da demanda em relação ao aporte, representa também uma das pedras angulares na compreensão e tratamento do pé diabético. É claro que o tratamento de processo infeccioso demanda drenagem, debridamento dos tecidos necróticos e estabelecimento de antibioticoterapia adequada.

Sykes e Godsey, em 1998, publicaram revisão na qual apontam conceitos que são de fácil assimilação ao senso comum: "diabéticos, devido às alterações microangiopáticas descritas e espessamento da membrana basal, podem ter aumento da suscetibilidade à infecção, por alterações da resposta inflamatória e migração de leucócitos. Porém, o pé diabético bem vascularizado, apesar destes problemas, consegue lidar com infecções e lesões surpreendentemente bem. Em pacientes com risco de perda da extremidade, a possibilidade de melhorar o fluxo sanguíneo é o primeiro fator para evitar amputação maior. Na ausência de isquemia, a maioria dos métodos de curativos é bem sucedida. Na presença de isquemia, a maioria falha. Se a revascularização é bem sucedida, o pé habitualmente é salvo. Se a revascularização falha, ou é impossível, o pé é habitualmente perdido".

Os testes não-invasivos para a estimativa da isquemia tecidual realizados atualmente são: medidas da pressão sistólica com Doppler, medidas da pressão no tornozelo e índice tornozelo/braço, análise das formas de onda do Doppler, análise gráfica do volume do pulso, medidas de pressão nos dedos do pé e pressão transcutânea de oxigênio. Todos foram discutidos na avaliação da isquemia no Capítulo 4.

No entanto estes métodos possuem ainda limitações. Desta forma, a avaliação clínica, julgamento e experiência permanecem como os meios mais importantes para estimar a insuficiência vascular da extremidade dos diabéticos.

Pacientes com lesões consideradas isquêmicas, pelo exame clínico, risco de perda da extremidade, são encaminhados para arteriografia, para o planejamento de revascularização. A importância do julgamento clínico, muito mais do que a avaliação da natureza isquêmica da lesão, procura estimar as condições gerais do paciente. A própria indicação do exame arteriográfico, em pacientes com alteração da função renal, condição muito comum nesta população, já representa processo decisório que faz parte de contexto maior que procura estimar o risco/benefício da indicação da revascularização neste tipo de paciente.

A natureza sistêmica da doença aterosclerótica, que da mesma forma atinge as artérias coronárias, por sua vez implica risco cardíaco, que deve ser criteriosamente observado para qualquer planejamento cirúrgico, e influi neste julgamento global. Alterações eletrocardiográficas, história significativa de doença coronária, ou disfunção ventricular merecem avaliação. Mesmo pacientes sem história de doença coronária merecem avaliação já que a maioria destes doentes é assintomática do ponto de vista de doença cardiovascular. Ecocardiograma e teste do tallium-dipiridamol ou MIBI-dipiridamol são empregados de maneira auxiliar e podem indicar cateterismo cardíaco e a necessidade de revascularização coronária antes de cirurgia vascular eletiva (Fig. 6-3).

70 AMPUTAÇÃO E RECONSTRUÇÃO NAS DOENÇAS VASCULARES E NO PÉ DIABÉTICO

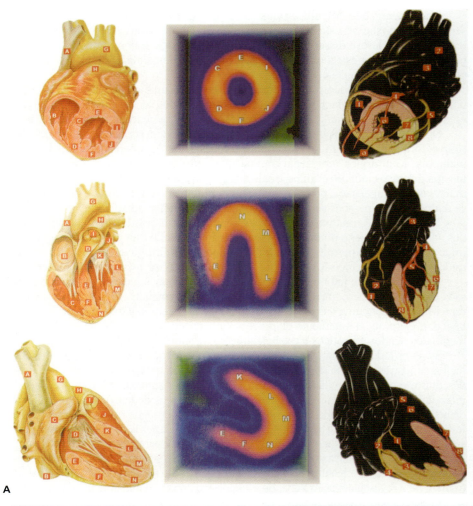

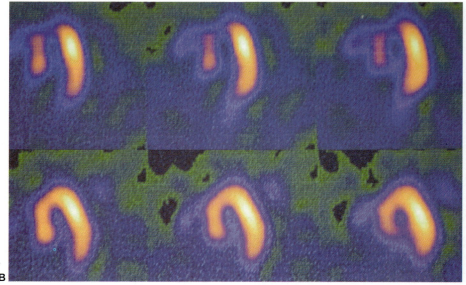

Fig. 6-3. (**A**) Cintilografia miocárdica: esquema demonstrando a correlação do exame com a anatomia da irrigação arterial do miocárdio. (**B**) Exemplo de exame no qual se observam, na parte inferior, a situação de captação do isótopo em repouso e, na parte superior, a alteração de captação em condição de esforço induzida farmacologicamente. Este exame demonstra que o paciente tem área de perfusão miocárdica comprometida.

CAPÍTULO 6 ◆ DOENÇA VASCULAR E DIABETES

Em caso de pacientes nestas condições, mas com lesões teciduais e isquemia grave da extremidade, muitas vezes cria-se um paradoxo, já que a revascularização coronária em geral não é realizada, pela própria presença de áreas de gangrena e às vezes concomitância com infecção, que acabam sendo priorizadas. Protocolos medicamentosos, como o uso de betabloqueadores e estatinas, têm sido utilizados nestes pacientes, com diminuição de eventos perioperatórios.

A função renal deve ser avaliada e, se alterada pelo exame arteriográfico, o aguardo ao retorno das condições basais é recomendável. Pacientes renais crônicos dialíticos representam problemas especiais, tanto pela natureza da doença arterial, em geral com calcificações mais intensas, como pela disponibilidade de substitutos arteriais, já que veias dos membros inferiores e superiores, devido a condições locais ou aos acessos para diálise, podem não ser disponíveis. Ainda assim algumas séries recomendam a revascularização de membros inferiores em pacientes nestas condições da mesma forma que para diabéticos não-dialíticos, com resultados comparáveis.

A anestesia deve ser considerada de forma individual. A anestesia geral com intubação endotraqueal, raquianestesia ou bloqueio epidural são igualmente seguras e eficientes e escolhidas dependendo da circunstância. A deambulação pós-operatória, apesar de desejável, deve ser criteriosamente liberada de acordo com a evolução das áreas cruentas debridadas.

Em muitas situações, o que se coloca em relação à tentativa de revascularização para a preservação da extremidade, é a opção de se praticar uma amputação maior primariamente, para solucionar o problema da lesão isquêmica, e preservar a vida do paciente. É claro, entretanto, que a amputação maior também representa ato cirúrgico que demanda anestesia, tem duração algumas vezes comparável à revascularização e condiciona o paciente à limitação física de ordem permanente. Esta pode ser aliviada com as modernas técnicas de reabilitação, mas são inferiores, em termos de qualidade de vida, à preservação da extremidade natural do paciente.

Sob este ponto de vista, a única condição que de fato pode ser indicativa de uma amputação primária é a extensão da necrose e lesão tecidual. Ainda assim, a estimativa de em que medida a perda tecidual, ocasionada pela isquemia representa lesão com repercussões irreversíveis para a recuperação funcional da extremidade, demanda o conhecimento das possibilidades atuais de reconstrução e dos aspectos funcionais pós-amputações maiores ou menores (Fig. 6-4).

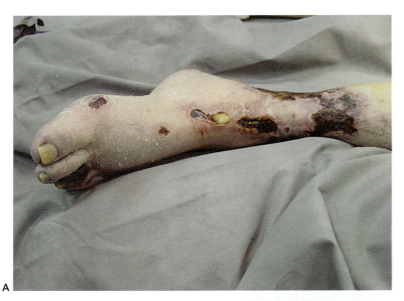

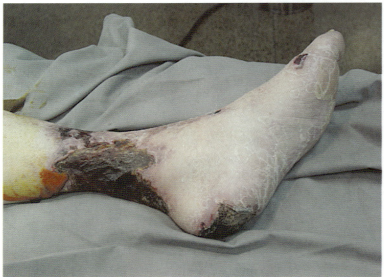

Fig. 6-4. (**A** e **B**) Pé não-salvável.

■ ARTERIOGRAFIA

Como discutido no Capítulo 4, a arteriografia ainda é o método mais efetivo para avaliar o padrão de oclusão da doença arterial dos membros inferiores e planejar o tratamento. A ultra-sonografia colorida e a ressonância magnética têm sido propostas para substituir a arteriografia, mas esta ainda é a mais utilizada, já que proporciona maiores informações sobre a topografia das lesões arteriais.

O padrão arteriográfico da doença arterial dos diabéticos é bastante previsível, a ponto de praticamente poder-se fazer o diagnóstico de diabetes só pelo exame arteriográfico (Fig. 6-5).

Algumas considerações são importantes em relação à arteriografia. Inicialmente, que se trata de exame invasivo, tanto pela natureza da punção arterial, como pela injeção de contraste, que é nefrotóxico, fator importante nesta população com alta incidência de insuficiência renal. Sua indicação só é justificável para planejamento pré-operatório, em casos de isquemia crítica. E ainda que, apesar de permitir algum tipo de análise funcional do fluxo, especialmente se o exame dinâmico é acompanha-

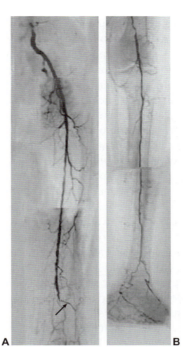

Fig. 6-5. Padrão arteriográfico característico do paciente diabético. (**A**) Artérias ilíaca externa, femoral comum e profunda preservadas. Femoral superficial com vários estreitamentos e oclusão no canal dos adutores (seta). (**B**) Reenchimento da artéria poplítea acima e abaixo da linha articular do joelho, com continuidade apenas da artéria fibular e oclusão das artérias tibial anterior e posterior na perna. Reenchimento das artérias podálicas a partir dos ramos perfurantes anterior e posterior da fibular.

do por fluoroscopia, avaliando-se a velocidade de escoamento do contraste, as imagens não permitem estimar o grau de isquemia funcional da extremidade. Ou seja, pacientes assintomáticos, com isquemia relativa compensada, podem ter padrão arteriográfico que demonstrem alterações importantes, em tudo semelhantes as dos pacientes sintomáticos. A avaliação clínica feita por observador experiente, entretanto, permite correlacionar as oclusões com isquemia sintomática e o planejamento do tratamento.

MICROANGIOPATIA E NEUROPATIA DIABÉTICA

A relação da microangiopatia com a neuropatia diabética é múltipla. O primeiro reconhecimento da possível interação da microcirculação com a neuropatia foi a descrição das alterações triplas características do diabetes de longa duração, manifestadas pela lesão retiniana, doença renal e neuropatia.

O papel das alterações microangiopáticas como fator etiológico na patogênese da neuropatia diabética recentemente voltou à evidência, com a descrição da localização de lesões microvasculares endoneurais na neuropatia diabética humana.

FISIOPATOLOGIA

Apesar de outras teorias, que sustentam que a neuropatia é gerada por distúrbios metabólicos, como o acúmulo de produtos tóxicos ao tecido nervoso pelas mudanças nas trilhas metabólicas do mioinositol, poliol e fosfoinositídeos e da glicosilação de proteínas-chave à função nervosa, que seriam responsáveis pelas alterações funcionais dos nervos periféricos, as alterações da microcirculação estão cada vez mais relacionadas à neuropatia diabética.

O endotélio normal tem importante papel na função da parede do vaso e homeostase, pela síntese e liberação de substâncias como a prostaciclina, endotelina, prostaglandina e óxido nítrico, que modulam o tônus vasomotor e previnem a trombose. Existem evidências que a função endotelial é anormal em diabéticos, tanto dependentes de insulina, como não, implicando a hiperglicemia como possível mediador das respostas anômalas dependentes do endotélio.

Mecanismos de controle neurológico extrínseco atuam também na microcirculação e afetam mudanças maiores na distribuição do fluxo no órgão enquanto ao mesmo tempo mantêm a temperatura e pressão arterial. Na periferia a função mais importante em relação à neuropatia é a regulação do fluxo da comunicação arteriovenosa. Comunicações arteriovenosas estão presentes na microcirculação das extremidades em grande número e ficam proximalmente e em paralelo aos capilares. O sangue que passa pelas comunicações arteriovenosas não participa da nutrição tecidual e domina qualquer medida de fluxo sanguíneo periférico. O relaxamento do tônus simpático em resposta ao aumento da temperatura central resulta em acentuado aumento do fluxo através das comunicações arteriovenosas.

No *Diabetes mellitus* inicial, as principais alterações hemodinâmicas são funcionais e incluem aumento do fluxo sanguíneo periférico. Isto pode representar resposta fisiológica normal, com aumento do fluxo através de comunicações arteriovenosas, para dissipar calor produzido como resultado de aumento do metabolismo. No início, essas mudanças respondem ao melhor controle glicêmico. Entretanto, comunicações arteriovenosas são acentuadas na presença de neuropatia clínica. Este aumento patológico no fluxo pelas comunicações arteriovenosas é atribuído à auto-simpatectomia periférica. As conseqüências deste aumento de fluxo anastomótico resultam em aumentos da temperatura tecidual e da demanda metabólica. Isto pode predispor à formação de edema com subseqüente aumento da pressão tissular, resultando em piora do fluxo capilar. O fluxo capilar pode ser baixo na pele com temperatura anormalmente elevada secundária ao fluxo aumentado das comunicações arteriovenosas. No dorso do pé onde as comunicações arteriovenosas são raras, não há evidência de comprometimento do fluxo capilar.

Algumas dessas considerações podem ser apenas teóricas, mas muitas situações clínicas exemplificam estas condições, como o que ocorre nos pés de pacientes diabéticos com a manifestação da osteoartropatia de Charcot.

O paciente em geral apresenta-se, particularmente na fase aguda, com o pé acentuadamente edemaciado, tornando difícil o uso de sapatos comuns. O pé inteiro é freqüentemente eritematoso, quente ao tato e demonstra sinais de anidrose. Ao exame pode estar grosseiramente deformado, com o clássico formato em "mata-borrão", devido à subluxação dos ossos mediotársicos. Gradiente de temperatura, com aumento de 2 a 5° C em relação ao pé contralateral, é consistentemente demonstrado, e os pulsos são hiperpalpáveis (Figs. 6-6 e 6-7).

O diagnóstico diferencial com processos infecciosos deve ser feito. Entretanto, a origem das alterações no pé, descritas por Charcot em 1868, é puramente neurológica, já que no trabalho original referiam-se às complicações decorrentes das lesões medulares sifilíticas. Outras alterações neurológicas, como as causadas por lesões medulares traumáticas, seqüelas da "spina bífida" congênita, hanseníase e alcoolismo, produzem lesões semelhantes às causadas pela neuropatia diabética.

Eloesser, em 1917, em trabalho experimental clássico, realizado em animais de experimentação nos quais se praticava lesão medular, demonstra a natureza neurológica existente por trás das deformações osteoarticulares graves de membros inferiores que ocorrem nesta situação. A perda total da sensibilidade, propriocepção e motricidade expõe ossos, articulações, ligamentos e cápsula articular a condições anômalas de micro ou macrotraumas, sem as possibilidades normais de compensação e equilíbrio, que podem explicar o quadro.

Casos de total destruição articular em ossos do pé de diabéticos, decorrentes da neuropatia, chegam a causar surpresa pela gravidade e demonstram a dificuldade e complexidade em tratar estes pacientes (Fig. 6-8).

Algumas formas de classificação são propostas para a osteoartropatia de Charcot. Eichenholtz, em 1966, descreveu três estágios de acometimento: desenvolvimento, ou dissolução coalescência e reconstrução. O estágio de desenvolvimento caracteri-

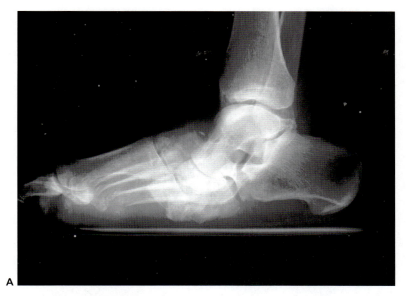
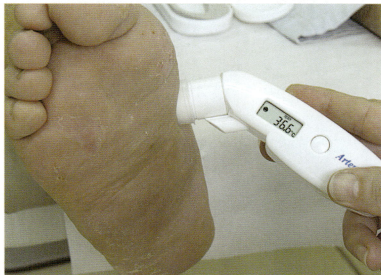

Fig. 6-6. Paciente com quadro agudo da osteoartropatia de Charcot, apesar de ainda não bem evidenciada pelo aspecto macroscópico do pé. (**A**) Radiografia demonstra o desabamento do mediotarso. (**B**) A medida da temperatura cutânea mostra aumento em relação ao membro contralateral.

za-se pelas reações inflamatórias agudas e destruição óssea, o estágio de coalescência é a fase subaguda, na qual ocorre a diminuição do processo inflamatório e início da cicatrização óssea, com graus variáveis de deformidade; e o estágio de reconstrução no qual ocorrem o restante da cicatrização óssea, a remodelação e esclerose.

Sanders e Fryberg, em 1991, propõem classificação baseada nas regiões anatômicas de destruição óssea. O Tipo I acomete as articulações interfalangianas e metatarsofalangianas; o tipo II, as articulações tarsometatársicas; o tipo III, as articulações mediotársicas (navilocuneiforme, talonavicular e calcaneocubóide); o tipo IV, a articulação do tornozelo e o tipo V, a região do calcâneo.

Devido a mudanças estruturais nos pés e à insensibilidade, ulcerações são freqüentes, acompanhando o quadro de Charcot.

Atribuem-se também à microangiopatia mudanças funcionais e estruturais das redes capilar e arteriolar, que provocam o espessamento da membrana basal, das células musculares lisas e da função endotelial. Este espessamento da membrana basal pode teoricamente prejudicar a migração de leucócitos e a resposta de hiperemia pós-lesão e deste modo aumentar a suscetibilidade à infecção.

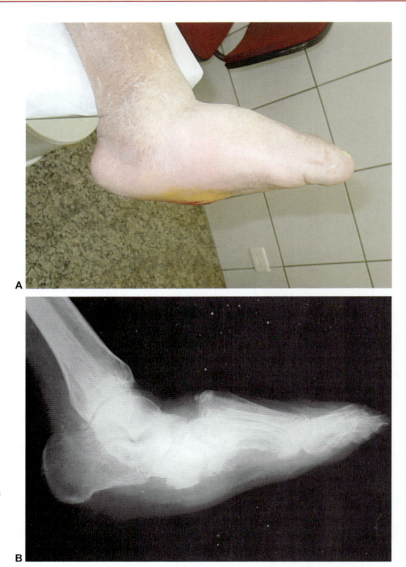

Fig. 6-7. (**A**) Deformações do pé de Charcot com região plantar em "mata-borrão". (**B**) Aspecto radiográfico, demonstrando colapso dos ossos do mediotarso.

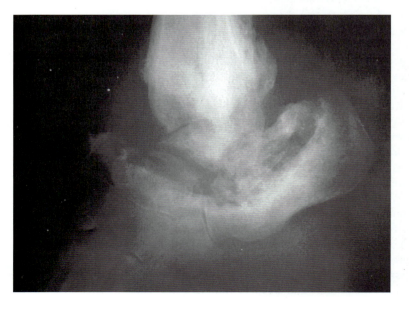

Fig. 6-8 Grave alteração da articulação tibiotársica em paciente diabético.

DIAGNÓSTICO E APRESENTAÇÃO CLÍNICA

A neuropatia é fator essencial na formação de úlcera no pé diabético não-isquêmico, incluindo outros componentes como alta pressão plantar, deformidades, mobilidade articular diminuída e pele seca. Com a alteração ou ausência da sensibilidade protetora, existe a formação de calosidade sobre a área de alta pressão, que eventualmente se ulcera, se não houver intervenção para removê-la.

As alterações sensitivas podem se manifestar por sintomas tipo amortecimento e formigamento dos pés, demonstrando as fases iniciais que podem progredir até a insensibilidade ou anestesia da extremidade; ainda como parte das manifestações sensitivas existem fases hiperestésicas com manifestações de desconforto como sensação de queimação, formigamento ou dor. Mas, o fator potencialmente mais crítico para o início de lesões teciduais é a perda da sensibilidade.

Esta perda permite que o pé seja submetido a pressões mecânicas crescentes, não aliviadas pelo mecanismo de dor presente no pé normal. Por este motivo esta alteração recebe o nome genérico de perda da sensibilidade protetora. O pé com esta perda está submetido a pressões tanto quanto descoberto como coberto por sapatos normais. O teste de sensibilidade com filamento de 10 gramas é adequado como forma inicial de identificar a neuropatia sensitiva (Fig. 6-9).

Existem forças de tração horizontais e verticais à superfície de suporte considerada, podendo resultar em ulcerações da pele. O aspecto mais característico da associação dos diversos tipos de neuropatia é a formação das ulcerações plantares, conhecidas como mal perfurante plantar. Áreas ressecadas, expostas a aumento de pressão pelas deformidades da neuropatia motora, e sem sensibilidade, resultam em ulceração. Admite-se também a migração anterior dos coxins gordurosos de acolchoamento e retração da fáscia plantar. A conseqüência deste conjunto de fatores é aumento da pressão plantar nas áreas proeminentes. O aumento da pressão plantar é influenciado pelo tipo de calçado e de acolchoamento da palmilha. Com as deformidades e alargamento dos pés que normalmente ocorre com o envelhecimento, sapatos estreitos potencialmente aumentam o risco do aparecimento de calosidades e lesões.

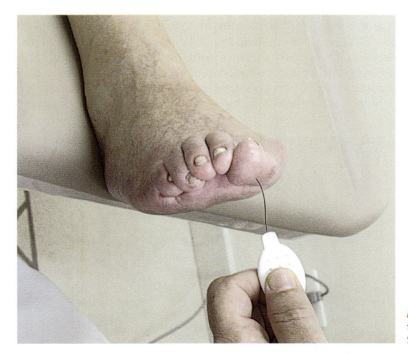

Fig. 6-9. Exame com filamentos de Semmes-Weinstein.

O aspecto característico é o de zona central ulcerada, circundada de área de hiperceratose, que demonstra tanto esforço cicatricial como a presença crônica do aumento de pressão provocando a calosidade (Fig. 6-10).

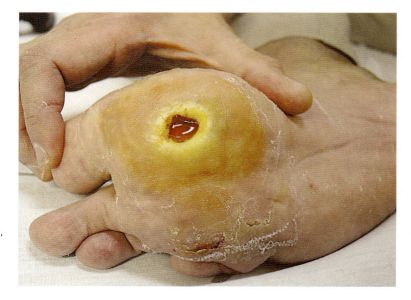

Fig. 6-10. Úlcera plantar típica do paciente diabético neuropático. Observa-se coloração do pé demonstrando boa perfusão, e a úlcera com fundo de granulação demonstrando não se tratar de processo isquêmico.

A avaliação da distribuição das pressões na planta dos pés neuropáticos permite visualizar os fenômenos que ocorrem devido às deformações, bem como estabelecer condutas e acompanhar o tratamento do paciente. O exemplo da Figura 6-11 demonstra medidas de pressão feitas em paciente com mal perfurante decorrente de desabamento do arco plantar causado por osteoneuroartropatia (Charcot).

Estas ulcerações devem ser sempre encaradas como acontecimento da maior gravidade, pelo risco de infecção ascendente, tipo flegmão, podendo resultar em descompensação diabética, com risco de vida e de amputações maiores do membro inferior.

Úlceras e lesões teciduais, particularmente em condições de perda da sensibilidade, situação na qual o paciente perpetua o traumatismo por caminhar e pisar sem perceber a gravidade do problema, com alta probabilidade, tornam-se infectadas. Muitos pacientes chegam para o primeiro atendimento em serviços de emergência com quadros de infecção grave, descompensação clínica, sem nem mesmo saberem ser diabé-

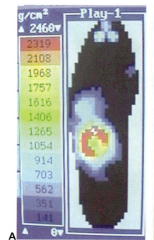
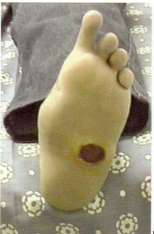
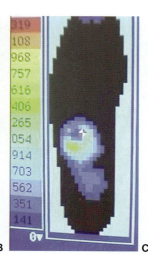

Fig. 6-11. (**A**) Em cor vermelha, a área de pressão aumentada. (**B**) Paciente com ulceração plantar decorrente de desabamento do arco plantar. (**C**) Medida da pressão aliviada, em cor azul, com uso de órtese.

ticos. Debridamentos amplos para a remoção de tecidos necróticos, realizados em regime de urgência, antibioticoterapia e controle clínico, são fundamentais. Alguns destes pacientes têm de ser submetidos a amputações menores ou maiores, primariamente, às vezes como única manobra de tratamento possível, seja pela extensão do dano tecidual, seja para preservação da vida, pela deterioração das condições clínicas, motivo pelo qual campanhas educacionais devem ser realizadas para evitar este tipo de acontecimento. As teorias de espessamento da membrana basal capilar, diminuição da capacidade de migração de leucócitos, que reduzem a resistência à infecção do diabético, podem ter seu fundamento, mas é claro que uma ferida aberta, sobre a qual o paciente de maneira despercebida continue apoiando o peso do corpo, é motivo mais que suficiente para explicar o estabelecimento da infecção (Fig. 6-12).

Diminuição da mobilidade de articulações (falanges, metatarsianos e tornozelo), devido à glicolisação do colágeno, também pode provocar alterações na forma de pisar e o aumento da pressão plantar em áreas localizadas (Fig. 6-13).

Devido a retrações dorsais dos dedos, ocorrem neles calosidades dorsais e eventualmente úlceras (Fig. 6-14).

Dedos com retração dorsal podem ter alterações maiores, com sobreposições, levando também a calosidades ou ulcerações entre os dedos por aumento da pressão (Fig. 6-15).

As ulcerações na pele com freqüência podem chegar a planos profundos, e o diagnóstico diferencial da gravidade do acometimento precisa ser feito para que o tratamento adequado possa ser instituído.

A presença de *hallux valgus* também pode potencializar o problema de sobreposição dos outros dedos. Nestes casos, o efeito de sapatos cronicamente estreitos é reconhecido como participante na gênese deste tipo de deformidade (Fig. 6-16).

Osteomielite pode estar presente mesmo no caso de lesões de pele relativamente pequenas. Nestes casos, a sondagem com instrumento cirúrgico, fazendo contato com o osso, associada à imagem radiológica, fecha o diagnóstico da infecção óssea (Fig. 6-17). Tratamento cirúrgico deve ser instituído nestes casos.

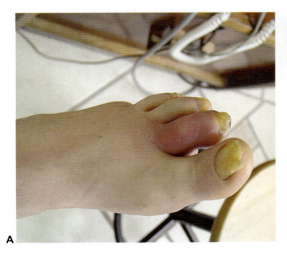
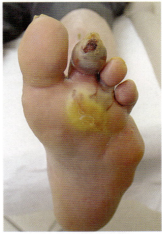

Fig. 6-12. Úlcera plantar no segundo dedo, complicada por flegmão dorsal, demandando debridamento cirúrgico urgente.

80 AMPUTAÇÃO E RECONSTRUÇÃO NAS DOENÇAS VASCULARES E NO PÉ DIABÉTICO

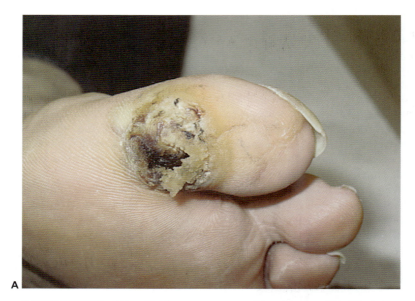

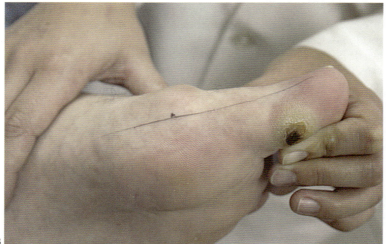

Fig. 6-13. (**A**) Calosidade na base do hálux. (**B**) Diminuição da mobilidade articular levando a aumento de pressão localizada.

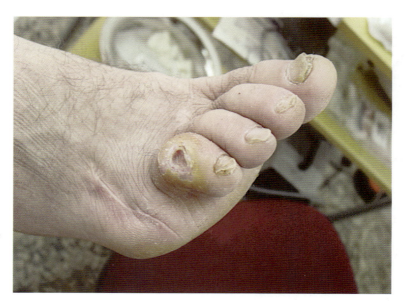

Fig. 6-14. Úlcera dorsal no 4º dedo (5º já amputado). Observa-se posição viciosa dos dedos devido à retração dos tendões extensores.

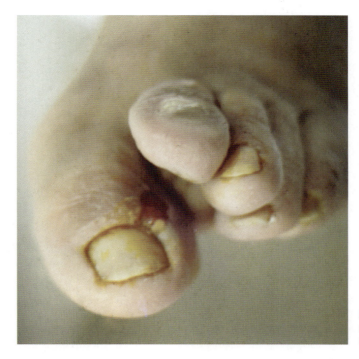

Fig. 6-15. Segundo dedo sobrepondo-se ao hálux, no qual se observa ulceração.

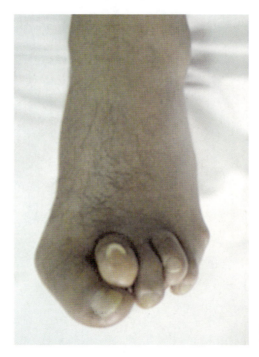

Fig. 6-16. Hallux valgus e 2º dedo sobreposto.

82 AMPUTAÇÃO E RECONSTRUÇÃO NAS DOENÇAS VASCULARES E NO PÉ DIABÉTICO

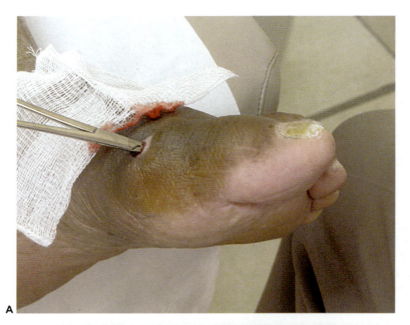

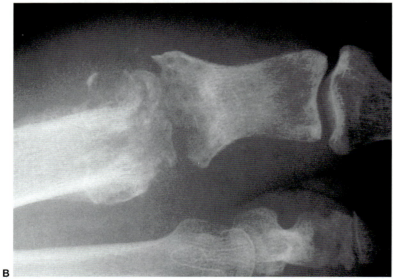

Fig. 6-17. (**A**) Úlcera pequena, com saída de secreção purulenta e contato ósseo na exploração por instrumento cirúrgico. (**B**) Aspecto radiológico que confirma osteomielite.

CAPÍTULO 6 ♦ DOENÇA VASCULAR E DIABETES

■ CLASSIFICAÇÃO DAS LESÕES DIABÉTICAS E ACOMODAÇÃO DO PÉ DIABÉTICO

O quadro de lesões teciduais em pacientes diabéticos pode ser muito variado. Alguns sistemas de classificação têm sido propostos para padronizar seu estudo.

O primeiro, e até hoje o mais utilizado é o de Wagner, descrito em 1979. Wagner, em sua classificação, agrupa as ulcerações de acordo com o acometimento de planos profundos, a presença de infecção e isquemia. Segundo Wagner, no grau zero a pele está intacta, apesar de, eventualmente, poder apresentar áreas com calosidades de lesões já cicatrizadas e/ou deformidades ósseas variadas. Pode haver hipoestesia, anestesia ou hiperestesia, além de pulsos palpáveis ou não. No grau 1 existe apenas lesão superficial de pele. No grau 2 define-se a presença de úlcera profunda que pode chegar ao tendão, osso, ligamento ou articulação. No grau 3 define-se lesão mais profunda contendo abscesso ou osteomielite. No grau 4 existe área com gangrena em alguma porção de dedos ou antepé. No grau 5 grande parte do pé apresenta gangrena, com indicação de amputação acima do tornozelo.

Brodsky, em 2001, propôs classificação semelhante, mas definindo os graus de profundidade da lesão por números de 0 a 3, e a condição de perfusão arterial por letras de A a D. Deste modo, no grau 0 a pele está intacta, ainda que podendo apresentar calosidades; no grau 1, a lesão é superficial; no grau 2, há exposição de tendões ou articulação e no grau 3, exposição óssea com abscesso e/ou osteomielite. Em relação à perfusão arterial, o grau A define paciente não-isquêmico; o grau B, pé isquêmico, mas sem gangrena; o grau C, gangrena parcial do pé e o grau D, gangrena de todo o pé. Esta classificação amplia a de Wagner.

Armstrong et al., em 1998, desenvolveram tabela em que os graus de profundidade das lesões são considerados em números de 0 a 3, atribuindo letras de A a D para estágios de associação com infecção e isquemia. Os graus de 0 a 3, referentes à profundidade das lesões, coincidem com os de Wagner e Brodsky. Em relação aos estágios, A seria para casos em que as lesões não teriam infecção ou isquemia, B representariam lesões com infecção, C com isquemia e D lesões que apresentassem infecção e isquemia associadamente.

As Sociedades de Cirurgia Vascular, que lidam habitualmente com a situação de isquemia crítica, e risco de amputação de extremidades, em pacientes com Doença Arterial Obstrutiva Periférica, sejam diabéticos ou não, também propõem sistemas de classificação. Estes estudam a isquemia de forma mais pormenorizada.

Fontaine, em 1954, propôs classificação simples das manifestações clínicas da DAOP. Pacientes com dor isquêmica de repouso, mas sem lesões cutâneas, são classificados como tendo grau III e pacientes que já apresentem lesões cutâneas como tendo grau IV da DAOP. O termo isquemia crítica crônica do membro pode ser usado de maneira simplificada para agrupar estes pacientes. Este termo é também equivalente às categorias 4, 5 e 6 da classificação proposta por Rutherford et al., em 1997. Segundo esta última classificação, pacientes assintomáticos são da categoria 0; pacientes com claudicação leve, moderada e grave são classificados em graus 1, 2 e 3; pacientes com dor isquêmica de repouso na categoria 4; pacientes com perda tecidual mínima, caracterizada por úlcera que não cicatriza e gangrena focal na categoria 5 e pacientes com perda tecidual maior, com extensão acima do nível transmetatarsiano, caracterizando pé não funcional ou não-salvável na categoria 6. Para as categorias 4, 5 e 6 são acrescentados critérios objetivos que são: pressão no tornozelo < 40 mmHg; registro de ondas achatado ou som quase não audível; pressão em pododáctilo < 30 mmHg.

A principal dificuldade dessas classificações é a definição de que tipo de membro com isquemia crítica é salvável ou não. A gradação entre perda tecidual mínima circunscrita a dedos ou antepé, e perda tecidual extensa acima do nível de metatarsianos para definir pé não-salvável, deixa de contemplar inúmeras outras situações que habitualmente se apresentam.

Portanto, apesar de estas formas de classificação procurarem estabelecer critérios objetivos para a atuação médica, a avaliação da viabilidade tecidual é ainda subjetiva, e a decisão entre investir na preservação da extremidade ou praticar a amputação dependente da experiência do observador.

■ SISTEMA DE CLASSIFICAÇÃO DE RISCO DO PÉ DIABÉTICO

Outros sistemas de classificação são propostos e procuram categorizar o risco do pé diabético. Neste texto foram considerados dois grupos principais de pacientes:

1. **Pacientes sem úlcera (grupo estável)**, com as seguintes características:
   a) sem isquemia e sem neuropatia;
   b) sem isquemia e com neuropatia, mas sem deformidade;
   c) sem isquemia, com neuropatia e deformidade, sem úlcera ativa atual. Estes podem ter histórico de úlcera antiga, amputações parciais do pé, ou osteoartropatia de Charcot em fase de estabilidade.
2. **Pacientes com úlcera ou isquemia crítica ou Charcot instável**:
   a) sem infecção;
   b) com infecção;
   c) osteoartropatia de Charcot:
      ■ aguda;
      ■ crônica com ulceração;
      ■ crônica com instabilidade articular.
   d) com isquemia crítica:
      ■ dor isquêmica de repouso;
      ■ lesão tecidual:
      ■ dedos ou antepé;
      ■ calcanhar isoladamente;
      ■ antepé e calcanhar;
      ■ todo o pé (pé não-salvável).

Grupo 1

Pacientes diabéticos, desde o diagnóstico do distúrbio metabólico, devem ser avaliados e orientados em relação aos cuidados com os pés.

Os que ainda não têm sinais de neuropatia ou isquemia, portanto com percepção normal ao teste do filamento de 10 gramas, índice tornozelo/braço > 0,8 e pressão sistólica no hálux > 45 mmHg, devem ser apenas orientados. Há necessidade de acompanhamento com consultas entre 6 a 12 meses para reavaliação. Em relação a calçados, eles devem ter forma confortável, couro macio ou tecido, ausência de costura interior proeminente e, de preferência, com palmilha interna removível propiciando espaço para eventuais adaptações. Como a sensibilidade está presente, pequenas deformidades podem ser acomodadas. Para este tipo de situação, são disponíveis calçados industrializados, com características específicas. A acomodação deste tipo de paciente é representada de forma esquemática na Figura 6-18.

Pacientes que já apresentam alterações sensitivas, portanto com percepção do filamento de 10 gramas não detectável em áreas dos pés, mas sem isquemia, merecem orientação mais específica. Sob o aspecto de educação, é importante que o paciente e familiares sejam conscientizados da perda da sensibilidade, o que deve acarretar cuidados redobrados em relação aos pés. Orientação quanto ao uso de calçados deve ser feita. Pacientes sem história de ulceração e sem deformidades podem ser acomodados no mesmo tipo de calçado ilustrado na Figura 6-18B.

Para pacientes que além da perda da sensibilidade têm também algum tipo de deformação, deve-se considerar a utilização de calçados especiais. O princípio de utilização de calçados especiais é ilustrado na Figura 6-19.

CAPÍTULO 6 ♦ DOENÇA VASCULAR E DIABETES

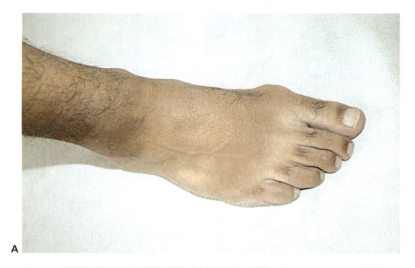

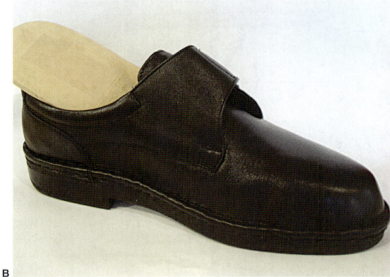

Fig. 6-18. Paciente sem neuropatia ou isquemia. (**A**) Como o paciente tem sensibilidade preservada, pequenas deformidades podem se acomodar em calçado apropriado. (**B**) Estes são produzidos de forma industrializada, com as características de terem a forma arredondada, serem de couro macio e sem costuras internas salientes. A palmilha interna é removível, permitindo ajustes personalizados.

Nestes casos, se o calçado tiver mais espaço para acomodar os dedos e permitir a utilização de palmilha mais espessa para acolchoamento plantar, pode-se solucionar o problema. Este é o princípio dos calçados que têm maior espaço interior, chamados de extra ou hiperprofundos. Como o uso desses calçados tem sido cada vez maior, pela incidência do *Diabetes mellitus*, eles são produzidos em vários países de forma industrializada (Fig. 6-20A) ou podem ser fabricados artesanalmente (Fig. 6-20B).

Operações profiláticas podem ser propostas nestas condições, para diminuir as deformidades, considerando que estes pacientes não têm isquemia como fator limitante.

Pacientes que tenham deformidades mais acentuadas, e que não possam ser simplesmente acomodadas por aumento padronizado do espaço interno do calçado, precisam obrigatoriamente de sapatos especiais, feitos a partir de molde personalizado do paciente. Nesta categoria encontram-se pacientes com história prévia de condições patológicas e amputações anteriores. O exemplo da Figura 6-21 ilustra este tipo de situação.

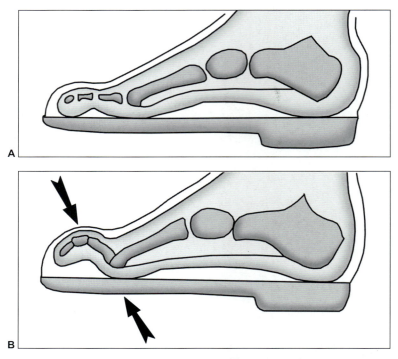

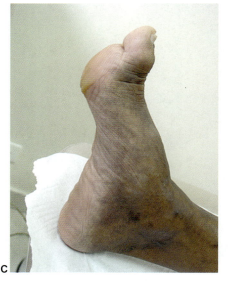
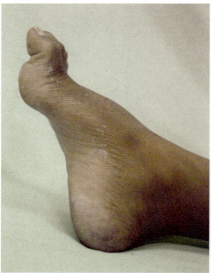

Fig. 6-19. (**A**) Esquema representando pé sem deformidades, acomodado em calçado normal.
(**B**) Se houver deformidade com retração dos dedos, o espaço não é suficiente para acomodar a nova forma do pé, e geram-se pressões dorsais e plantares (setas), podendo resultar em ulcerações. (**C** e **D**) Esta deformidade, relativamente comum, é exemplificada em dois pacientes. Notam-se retração dorsal dos dedos e proeminência da cabeça dos metatarsianos.

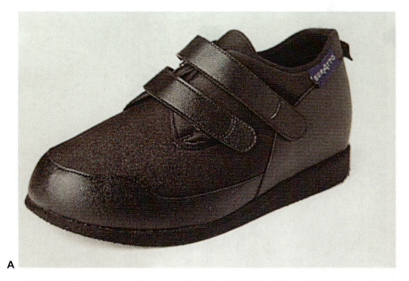

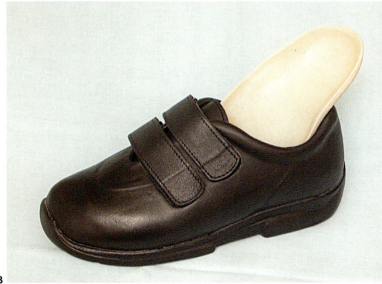

Fig. 6-20. (**A**) Sapato hiperprofundo industrializado. (**B**) Sapato hiperprofundo artesanal.

Fig. 6-21. (**A**) Visão dorsal de paciente que sofreu amputação prévia de 2º e 3º dedos e que apresenta migração do hálux e deformação acentuada. (**B**) Mesmo paciente em visão plantar. (**C**) Sapato feito a partir do molde do pé do paciente.

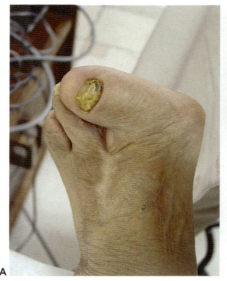
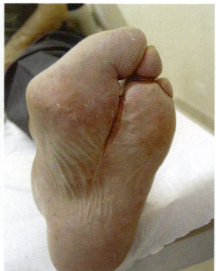
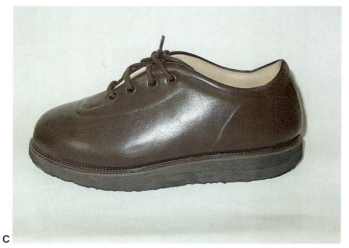

Grupo 2

Pacientes que apresentam úlceras neuropáticas necessitam maior intervenção terapêutica.

Qualquer pessoa que entre caminhando no consultório médico, sem mancar e, ao retirar o sapato, apresente úlcera plantar, tem neuropatia até prova em contrário (Fig. 6-22).

Devido à neuropatia, pacientes às vezes convivem por longo tempo com úlceras plantares, e elas são freqüentemente negligenciadas. Entretanto, a presença da úlcera representa situação instável, que a qualquer momento pode descompensar, e aumenta muito o risco de amputações, menores e maiores.

Apesar de úlceras poderem ser geradas por problemas nos calçados, apenas a utilização de calçados especiais em geral não é suficiente para a cicatrização.

Programas de redução da carga plantar devem ser estabelecidos, e na escala descendente deles o uso dos sapatos é o menos eficiente. Os métodos mais efetivos são os que abolem a deambulação, como o repouso no leito e o uso de cadeira de rodas. Pacientes ativos, e que não sentem dor na ferida, dificilmente aderem a estes métodos.

CAPÍTULO 6 • DOENÇA VASCULAR E DIABETES

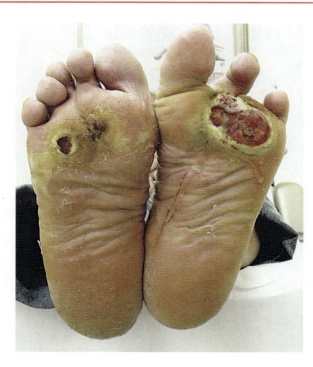

Fig. 6-22. Exemplo comum de úlceras plantares em pé de diabético. Apesar da extensão das ulcerações, o paciente caminhava utilizando calçados comuns.

Aparelhos auxiliares da marcha também podem ser empregados, como muletas e andadores. Como desvantagem, sobrecarregam o membro contralateral, e muitos pacientes têm lesões bilaterais.

Órteses pré-fabricadas, ou fabricadas de maneira personalizada, na forma de aparelhos de descarga na região tibial e calçados modificados são utilizados nesta linha. A Figura 6-23 mostra exemplo deste tipo de dispositivo.

Aparelhos de imobilização de gesso ou resina são também indicados para esta finalidade. O método chamado de gesso de contato total é feito com acolchoamento diferenciado e mantém a ferida fechada. São previstas trocas a cada 20 dias.

A utilização de imobilização em gesso ou resina, como habitualmente feito para fraturas, com janela para troca de curativos é também eficiente. A seqüência de ilustrações da Figura 6-24 demonstra este método.

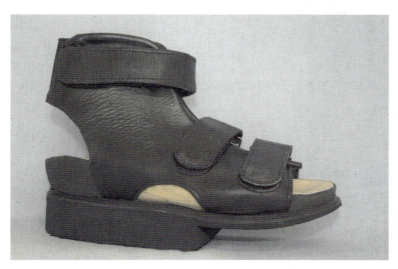

Fig. 6-23. Calçado modificado para alívio de pressão na região anterior do pé.

90 AMPUTAÇÃO E RECONSTRUÇÃO NAS DOENÇAS VASCULARES E NO PÉ DIABÉTICO

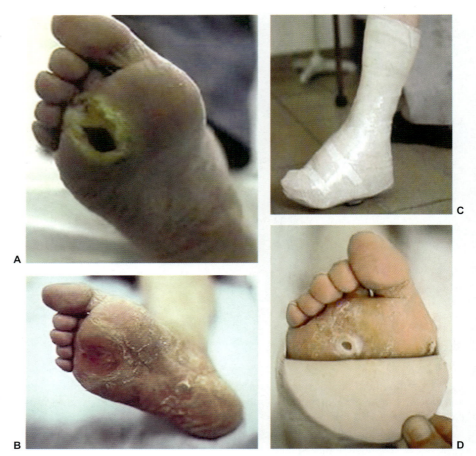

Fig. 6-24. (**A**) Paciente com úlcera neuropática na região anterior do pé há vários meses, não solucionada com uso de calçados. (**B**) Úlcera cicatrizada após período de 80 dias de aparelho de imobilização, feito de gesso sintético (resina) e salto de apoio no mediopé, com trocas periódicas (**C**). (**D**) Durante o período de imobilização a ferida era abordada para limpeza. Observam-se área da úlcera menor durante o tratamento, e a retração de palmilha de polietileno expandido usada para acolchoamento na região plantar do aparelho.

A Figura 6-25 ilustra outro caso de úlcera neuropática plantar tratada com calçados especiais modificados.

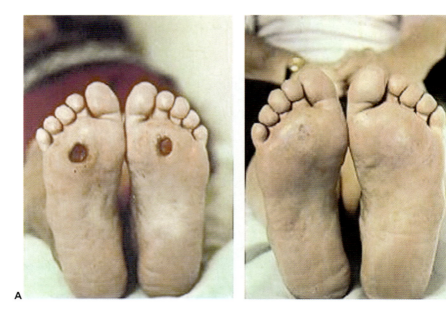

Fig. 6-25. (**A**) Úlcera neuropática bilateral na região anterior do pé. (**B**) Úlcera cicatrizada após período com sapatos modificados.

CAPÍTULO 6 ♦ DOENÇA VASCULAR E DIABETES

Úlceras neuropáticas podem e freqüentemente se infectam, o que muda de imediato a gravidade da situação e a conduta de tratamento. Toda a solução de continuidade da pele é colonizada, assim como a própria pele íntegra. Entretanto, quando estas bactérias invadem planos profundos, complicações locais e sistêmicas podem acontecer rapidamente. Os cuidados nesta fase incluem hospitalização, debridamentos, antibioticoterapia e cuidados clínicos (Fig. 6-26).

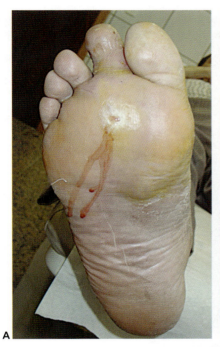
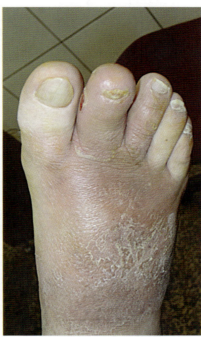
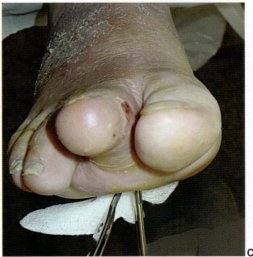

Fig. 6-26. Categoria 5 – Pé diabético infectado. (**A**) Úlcera plantar pequena, porém com saída abundante de secreção purulenta. (**B**) Visão dorsal, demonstrando propagação da infecção. (**C**) Exploração com instrumento cirúrgico. Continuidade com osso confirma diagnóstico de osteomielite. Paciente necessita hospitalização e tratamento urgente.

O quadro de osteoartropatia de Charcot na forma aguda é manifestação grave da neuropatia diabética. As características já foram apresentas anteriormente. Os pés apresentam sinais de estado hipercinético da circulação, com pulsos hiperpalpáveis e aumento da temperatura, o que confunde com quadro infeccioso. Radiograficamente, observam-se sinais de destruição óssea e articular. O tratamento nesta fase é a instituição de programa de redução de carga. Como já foi discutido para as úlceras neuropáticas, imobilizações gessadas podem ser utilizadas, ou órteses pré-fabricadas. Como, entretanto, pacientes com osteoartropatia de Charcot vão utilizar o aparelho por tempo prolongado e necessitam acomodação eficiente, órteses feitas sob molde personalizado são indicadas. A Figura 6-27 ilustra este tipo de aparelhamento em caso de Charcot agudo.

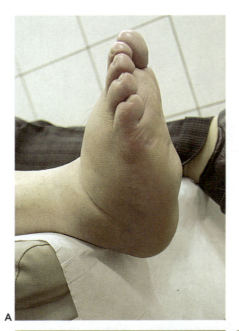

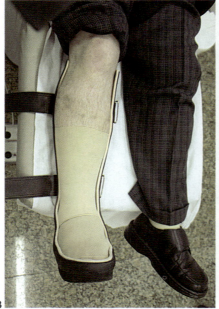

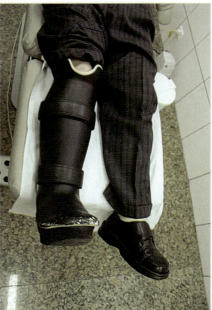

Fig. 6-27. (**A**) Aspecto do pé de paciente com osteoartropatia de Charcot, na fase aguda. (**B**) Órtese feita sob modelagem, mostrando acomodação anatômica do aparelho. Paciente usando meia elástica. (**C**) Fechamento da peça dorsal, mostrando descarga do peso no ligamento patelar e face anterior da tíbia.

Muitos pacientes com osteoartropatia de Charcot na fase crônica evoluem para a formação de úlceras plantares. Estes pacientes devem ser avaliados e são candidatos a procedimentos cirúrgicos de osteotomia redutora ou estabilização óssea. As osteotomias de proeminências ósseas são procedimentos relativamente simples e podem levar o paciente com acometimento articular estável – fase de coalescência de Eichenholtz – para o grupo 1C (sem lesão em uso de sapato feito sob molde). As operações de fixação óssea são mais complexas, e algumas ainda têm resultado controverso. Alguns pacientes se apresentam com articulações instáveis, após tentativa de tratamento cirúrgico feito com mau resultado. Órteses feitas de maneira personalizada são recursos úteis para as duas situações. Para pacientes com úlcera, pode cicatrizar ou diminuir a ulceração como preparação para a cirurgia. Para pacientes com articulação instável complicada, que teriam opção de amputação, pode ser tratamento permanente. As Figuras 6-28 e 6-29 identificam estas condições.

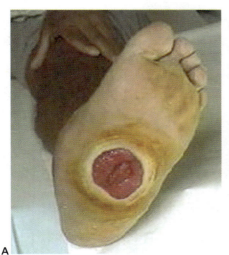
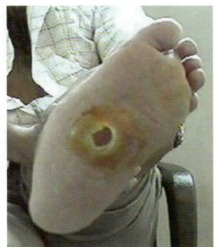
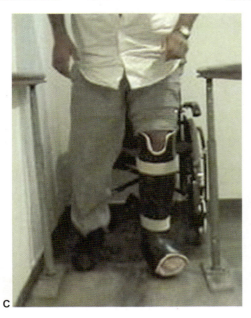
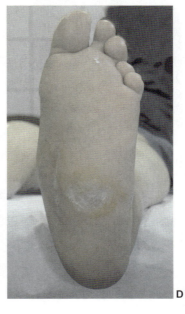

Fig. 6-28. (**A**) Extensa ulceração plantar em paciente com osteoartropatia de Charcot na fase cônica. (**B**) Aspecto de órtese feita sob modelagem. (**C**) Diminuição da área da ferida. (**D**) Ferida cicatrizada.

Fig. 6-29. (**A**) Paciente diabética juvenil, transplantada renal, que apresenta deformação do pé causada por osteoartropatia de Charcot. Já havia sido submetida a várias tentativas de tratamento ortopédico, tendo ficado na última vez vários meses com fixador externo. (**B**) Radiografia da articulação do tornozelo, demonstrando o nível de destruição óssea. (**C**) Adaptação do pé na parte ventral de órtese feita sob molde. (**D**) Colocação da parte dorsal fixada com velcro. (**E**) Aspecto final. Paciente atualmente no terceiro ano de uso do aparelho sem intercorrências.

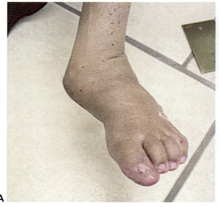
A

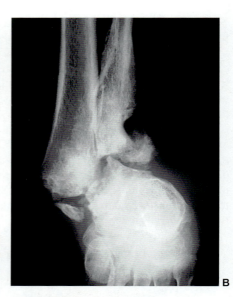
B

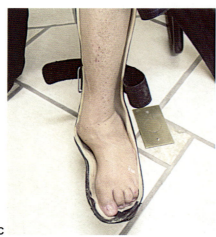
C

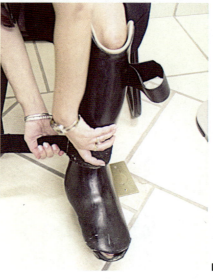
D

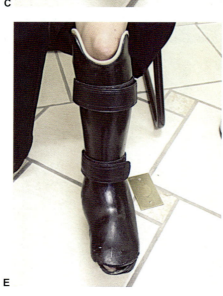
E

Apesar de as úlceras neuropáticas poderem ter concomitância com isquemia, este quadro é bem definido de forma isolada compondo a categoria dos pacientes com as formas definidas pelas Sociedades de Cirurgia Vascular como tendo isquemia crítica dos membros. Estes incluem pacientes com dor isquêmica de repouso e lesões teciduais. O principal aspecto que se discute em relação a estes casos, que são candidatos a procedimentos de revascularização por operações cirúrgicas abertas ou métodos endovasculares, é o critério de se o membro ainda é recuperável ou não. Aspectos topográficos da localização e a profundidade das lesões são importantes nesta definição. Lesões circunscritas a dedos ou antepé são mais compatíveis com recuperação do que lesões mais extensas. Lesões limitadas à área do calcanhar são graves, mas habitualmente não são consideradas isoladamente nas diferentes formas de classificação. Nesta classificação, as lesões de calcanhar são consideradas como categoria distinta. Exemplos de situações de lesões isquêmicas são apresentadas nas Figuras 6-30 e 6-31.

Modificando algumas dessas classificações, chegamos a sistema próprio apresentado no Quadro 6-1.

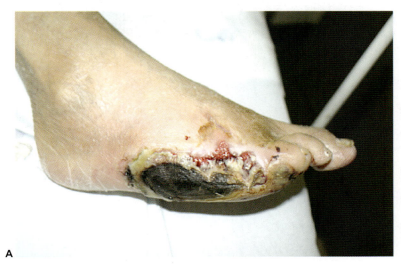

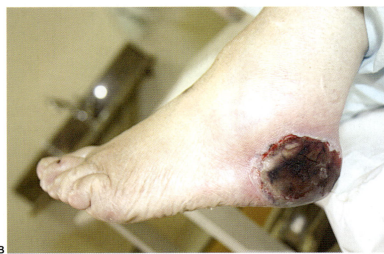

Fig. 6-30. (**A**) Lesão necrótica de face lateral do antepé e mediopé. (**B**) Lesão isquêmica isolada do calcanhar.

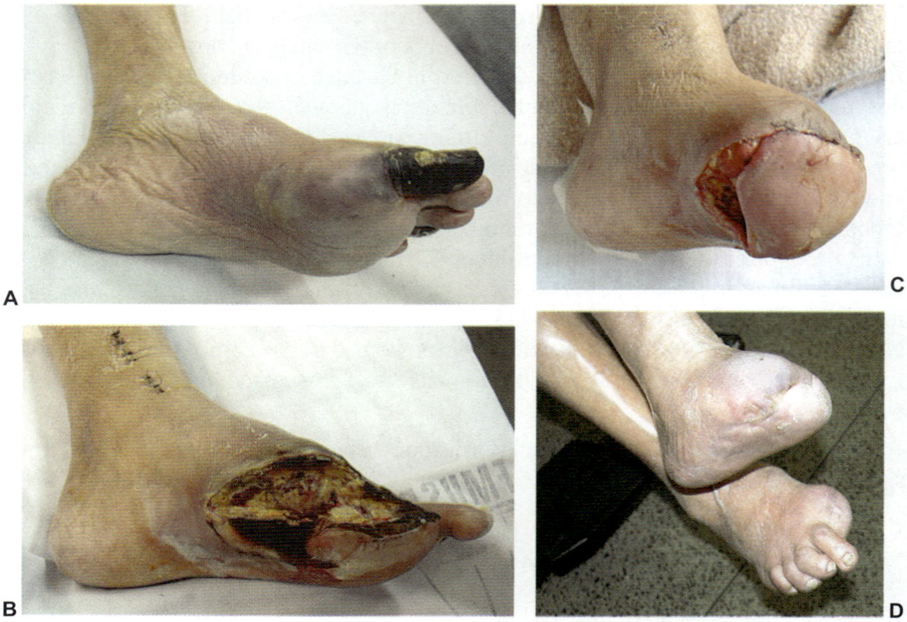

Fig. 6-31. (**A**) Aspecto inicial da isquemia em pé esquerdo, apresentando gangrena de hálux e de antepé.
(**B**) Mesmo após revascularização, primeiro debridamento demonstra necrose do fundo da ferida.
(**C**) Amputação transmetatarsiana, com retalho lateral. (**D**) Pé cicatrizado, com 1 ano de seguimento.

Quadro 6-1. Sistema de Classificação de Condições Associadas no Pé Diabético

1. Pacientes sem úlcera (grupo estável)	**A**. sem isquemia/sem neuropatia
	B. sem isquemia/com neuropatia
	C. sem isquemia/com neuropatia/com deformidade*
2. Pacientes com úlcera ou, isquemia crítica ou Charcot** (grupo instável)	**A**. sem infecção
	B. com infecção

	C. com osteoartropatia de Charcot
	  1. aguda
	  2. crônica com ulceração
	  3. crônica com instabilidade articular

	D. com isquemia crítica
	  1. dor isquêmica de repouso
	  2. lesão tecidual
	    a) dedos ou antepé
	    b) calcanhar isoladamente
	    c) antepé e calcanhar
	    d) todo o pé

*Deformidade: Histórico de úlcera anterior, amputação parcial de pé ou Charcot em fase de estabilidade.
**Charcot instável: Charcot agudo/Charcot com úlcera/Charcot com instabilidade articular.

CAPÍTULO 7

Procedimentos Realizados no Pé

■ DEBRIDAMENTOS ASSOCIADOS A REVASCULARIZAÇÕES

A situação ideal diante de lesão tecidual, isquêmica ou neuropática, é que ela possa ser conduzida à cicatrização com mínima perda tecidual.

Quando a lesão cutânea é identificada como isquêmica, a revascularização é etapa indispensável para que a cicatrização possa ocorrer. Resolvida a isquemia, o tratamento das lesões teciduais deve seguir os princípios dos cuidados com a ferida, para a cicatrização.

A Figura 7-1 demonstra exemplo de paciente que teve revascularização inicialmente malsucedida. O debridamento mostrava o fundo da ferida, desvitalizado, com mau prognóstico. Realizada, com sucesso, revisão do procedimento vascular, observa-se evolução do leito de granulação da área debridada até a cicatrização.

A revascularização é fundamental para a cicatrização de lesões isquêmicas. Entretanto, realizada esta etapa, o cuidado com o leito da ferida é parte importante do tratamento do paciente e deve ser valorizado.

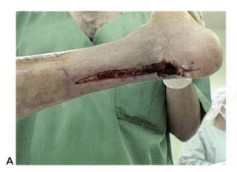
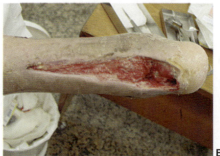
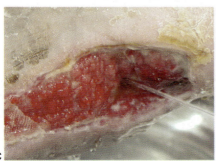
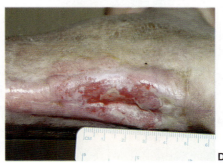

Fig. 7-1. (**A**) Aspecto escuro do leito da ferida em fase isquêmica. (**B**) Após revascularização observa-se leito de granulação vivo. (**C**) Cuidados com a ferida (irrigação com soro fisiológico). (**D**) Em fase final de cicatrização.

A sistematização no estudo da cicatrização de feridas procura agrupar os procedimentos em seqüência. Esta seqüência envolve a remoção de tecidos não viáveis, a resolução da infecção e a manutenção do balanço de umidade da ferida para promover o crescimento da margem epidérmica.

Em relação à remoção de tecidos não viáveis ou infectados, atribui-se a Dominique Larrey (1766-1842), cirurgião notório, com grande atuação nos campos de batalha de Napoleão, como pioneiro em descrever o princípio básico dos cuidados das feridas, que era a limpeza e retirada dos tecidos necróticos e infectados, ato que chamou de "dèbridement", segundo relata Van der Meij, em revisão histórica publicada em 1995.

Debridamentos ou desbridamentos são realizados freqüentemente, seja no complemento do tratamento das lesões isquêmicas, seja nas complicações das lesões neuropáticas.

Lesões superficiais podem ter evolução espontânea, pela ação de macrófagos e enzimas proteolíticas endógenas, que podem liquefazer e separar o tecido necrótico do saudável. A colocação externa de enzimas como a colagenase, ou o uso de substâncias que mantêm a umidade da ferida, como hidrocolóide ou hidrogel, podem acelerar este processo. O exemplo da Figura 7-2 demonstra este tipo de situação.

Entretanto, na maioria das vezes, o procedimento cirúrgico realizado com o bisturi se constitui na forma mais rápida e eficiente de remover tecidos necróticos. O julgamento da extensão de sua realização depende da sensibilidade do cirurgião. O paciente exemplificado na Figura 7-3 demonstra esta situação. A lesão necrótica na região medial do hálux poderia ser indicativa de comprometimento profundo. Tratada com debridamento judicioso, o dedo pode ser preservado.

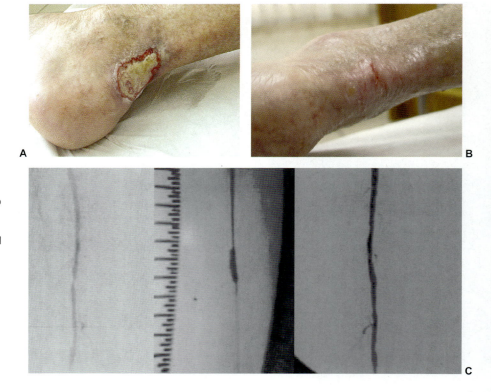

Fig. 7-2. Paciente diabética, apresentando lesão superficial dolorosa, aberta há mais de 6 meses, na região do tendão do calcâneo. Pulso poplíteo não era palpável. Arteriografia demonstrou estenose crítica da artéria femoral superficial que foi submetida à angioplastia. Houve retorno do pulso poplíteo, melhora imediata da dor e cicatrização ao final de 3 meses. (**A**) Aspecto inicial. (**B**) Ferida cicatrizada. (**C**) Estenose da femoral superficial submetida à angioplastia.

CAPÍTULO 7 ◆ PROCEDIMENTOS REALIZADOS NO PÉ

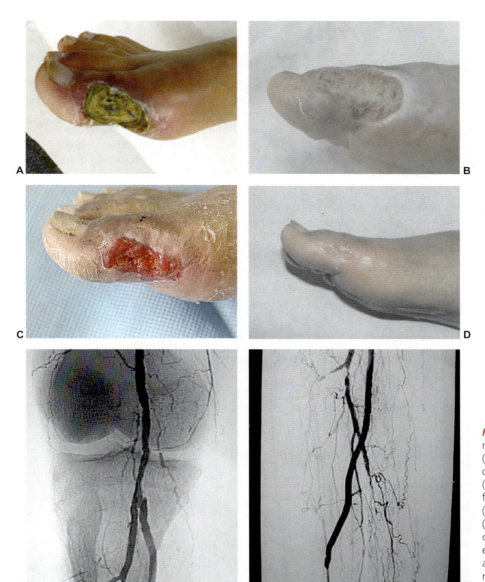

Fig. 7-3. (**A**) Lesão necrótica na face medial do hálux. (**B**) Após revascularização e debridamento inicial. (**C**) Granulação do leito da ferida. (**D**) Lesão cicatrizada. (**E** e **F**) Arteriografia de controle demonstrando enxerto poplíteo tibial anterior funcionante, resolvendo quadro isquêmico.

AMPUTAÇÃO E RECONSTRUÇÃO NAS DOENÇAS VASCULARES E NO PÉ DIABÉTICO

■ DEBRIDAMENTOS DE LESÕES NÃO-ISQUÊMICAS

O debridamento cirúrgico é indicado quando a área da ferida é grande, existe infecção disseminada necessitando retirada tecidual de partes moles ou ossos, ou o paciente está séptico (Fig. 7-4).

Lesões de origem neuropática podem causar infecções graves, sendo parte importante do tratamento local a drenagem de abscessos e remoção de tecidos desvitalizados de forma adequada. A antibioticoterapia, inicialmente empírica, baseada na flora bacteriana mais habitualmente encontrada no local, e posteriormente orientada pela cultura de tecido profundo colhido durante o ato cirúrgico, é importante nesta fase do tratamento.

Dependendo da extensão de dano local aos tecidos e do comprometimento sistêmico, que em pacientes diabéticos podem ser graves graus de descompensação da doença, amputações maiores podem ser propostas já nesta fase. De fato, parte das amputações em diabéticos é decorrente de lesões de origem neuropática infectada, não-isquêmica.

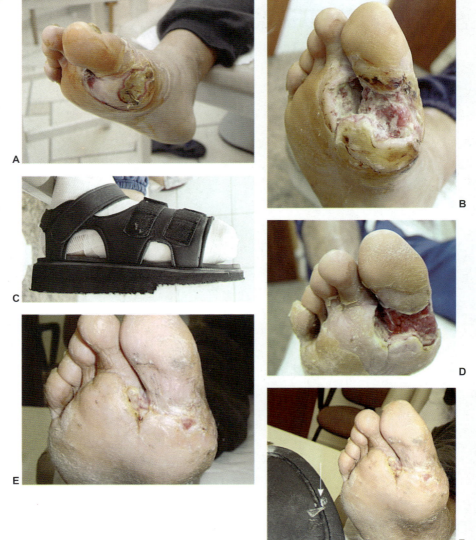

Fig. 7-4. (**A**) Quadro inicial de paciente que apresentava área de necrose de pele e abscesso plantar, que se estendia pelo dorso do pé e segundo interdígito. Amputação do hálux havia sido proposta em serviço de emergência. (**B**) Debridamento extenso conservando o hálux e segundo dedo. (**C**) Calçado com alívio da carga anterior utilizado durante a fase de curativos. (**D**) Tecido de granulação. (**E**) Pé cicatrizado. (**F**) A causa inicial da lesão foi identificada com a inspeção do calçado que o paciente utilizava na época. Encontrou-se fragmento de vidro encravado no solado, que penetrava até a parte interna, e que não havia sido notado devido à neuropatia. O fragmento removido é apontado (seta).

Sob o ponto de vista de orientação terapêutica e conduta cirúrgica, os debridamentos devem ser amplos e promover total retirada de tecidos considerados inviáveis e infectados, assim como lojas e abscessos amplamente drenados em caráter de urgência. O antigo axioma cirúrgico "nunca deixe o sol se pôr sobre abscesso não drenado" continua válido e é importante orientação para as equipes de emergência.

Entretanto, aspectos importantes devem ser considerados em relação aos debridamentos. Os critérios de julgamento, quanto à viabilidade ou possibilidade de recuperação dos tecidos, ainda são subjetivos. Muitas vezes, na ansiedade de cumprir os princípios de limpeza cirúrgica ampla, segmentos corpóreos, que poderiam ser preservados, são removidos. Isto se aplica tanto para amputações menores como amputações maiores. Um reflexo desta preocupação é a proposição de outras formas de debridamento, supostamente menos agressivas que o bisturi.

Debridamentos enzimáticos ou biológicos, como o feito com a colocação de larvas criadas de forma controlada nas feridas, têm sido propostos. Como estas só se alimentam de tecidos necróticos, promovem a limpeza com preservação dos tecidos vivos.

Estes métodos são mais limitados do que a limpeza cirúrgica com o bisturi, mas chamam a atenção para o fato de que a medida justa dos debridamentos não é tão simples de ser atingida, como pode se imaginar à primeira vista.

■ REMOÇÃO DE HIPERCERATOSES UNGUEAL E PLANTAR

A remoção de áreas de calosidades ao redor de úlceras plantares neuropáticas ou hiperceratose ungueal faz parte de tipos de debridamentos cirúrgicos (Figs. 7-5 e 7-6).

A retirada da calosidade, além de revitalizar a borda da ferida, propiciando crescimento do epitélio, proporciona alívio da pressão plantar. O tecido da calosidade, por ser duro e espesso, aumenta a pressão ao redor da ferida. É comum observar-se, devido a esta pressão e forças de cisalhamento que se aplicam durante a marcha, a formação de ulcerações abaixo da calosidade, que podem evoluir para a infecção, como demonstrado.

A calosidade deve ser removida com técnica adequada, como parte do tratamento. É eficaz, tanto para promover a cicatrização da ferida como para evitar a formação de novas ulcerações. A Figura 7-7 exemplifica o manejo de paciente que apresenta complicação de calosidade plantar.

Medidas para aliviar a carga do peso do corpo durante a marcha devem ser instituídas, sendo igualmente importantes como métodos terapêutico e profilático auxiliares no cuidado das feridas plantares. Calçados especiais, órteses e aparelhos auxiliares da marcha são utilizados para esta finalidade. Outros fatores, como espículas ou proeminências ósseas, podem ser a causa da calosidade e ulceração e devem ser investigados, podendo necessitar tratamento cirúrgico.

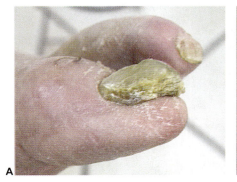
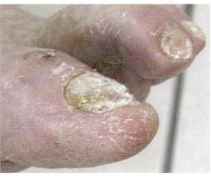

Fig. 7-5. (**A**) Aspecto característico da unha de paciente diabético e neuropata. A manutenção da unha, com esta projeção, pode provocar lesões por pressão do calçado. (**B**) Após tratamento apropriado com microesmeril.

102 AMPUTAÇÃO E RECONSTRUÇÃO NAS DOENÇAS VASCULARES E NO PÉ DIABÉTICO

Fig. 7-6. (**A**) Calosidade ao redor de mal perfurante plantar. (**B**) Lesão encoberta pela calosidade (seta). (**C**) Calosidade removida, que mostra espessura de quase 1 cm.

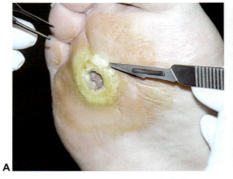
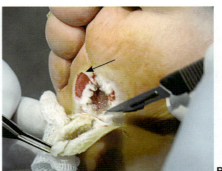
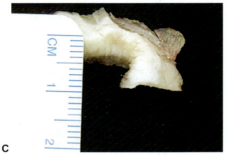

Fig. 7-7.(**A**) Calosidade plantar com hematoma e sinais de infecção subjacente. (**B**) Remoção da calosidade. Observa-se a área extensa e profunda abaixo da calosidade, que não era aparente ao exame externo. (**C** e **D**) Acompanhamento com curativos, debridamentos sucessivos e remoção da carga plantar. No caso, o paciente diabético e transplantado renal, apesar de usuário de calçado especial e palmilha apropriada, disciplinadamente adotou orientação de usar muletas e não apoiar o pé ulcerado durante o tratamento. (**E**) Aspecto da lesão cicatrizada após cerca de 45 dias.

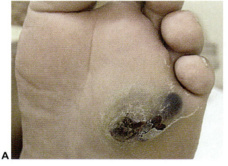
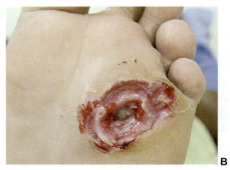
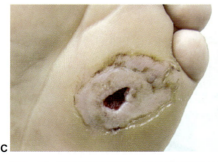
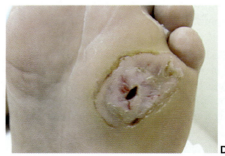
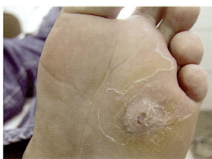

CAPÍTULO 7 • PROCEDIMENTOS REALIZADOS NO PÉ

■ REVESTIMENTO CUTÂNEO APÓS PREPARAÇÃO DO LEITO DA FERIDA

Após certificar-se da perfusão arterial, realizar o debridamento e controlar a infecção, local e sistemicamente, é necessário manter o leito da ferida para permitir o crescimento da margem epitelial. Em algumas situações, quando existem grandes áreas cruentas, enxertos livres de pele ou mesmo retalhos pediculados podem ser empregados.

Para a manutenção do leito da ferida, vários tipos de opções são disponíveis. O conceito atual preconiza evitar o acúmulo de exsudato e manter a ferida em condições de balanço ideal de umidade. A indústria farmacêutica tem suprido o mercado com vários materiais para este fim, como placas de hidrocolóide, hidrogel, alginato de cálcio, carvão, prata e filmes de cobertura. Esses materiais devem ser aplicados judiciosamente, dependendo da característica de cada ferida.

Recentemente, outro método foi incorporado para esta finalidade. Trata-se de sistema que emprega bomba de vácuo para manter controle do exsudato. Sistema coletor é conectado à bomba e uma esponja, a qual fica em contato com a ferida, vedada com filme adesivo à pele para garantir a sucção. Além do controle de secreção, a retração das bordas da ferida tem propiciado resultados promissores. Enxerto de pele pode ser necessário para complementar o processo (Fig. 7-8).

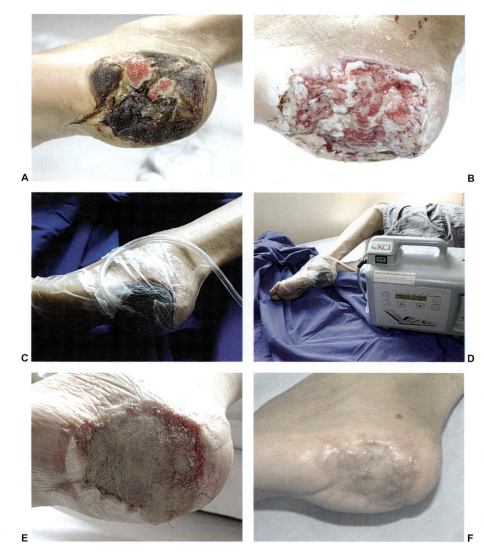

Fig. 7-8. Paciente diabético, em estágio de insuficiência renal dialítica, apresentando gangrena do calcanhar, para o qual havia sido proposta amputação transtibial.
(**A**) Aspecto inicial da lesão.
(**B**) Aspecto após abordagem vascular e debridamento.
(**C**) Aplicação do curativo a vácuo. (**D**) Visão do paciente com a bomba. (**E**) Após enxerto livre de pele.
(**F**) Aspecto final da lesão cicatrizada.

Os exemplos das Figuras 7-9 e 7-10 também ilustram situações nas quais foi necessário revestimento cutâneo com enxerto de pele para a cicatrização final. Na seqüência da Figura 7-9, apresenta-se a arteriografia da revascularização realizada, e o aspecto do leito contendo granulação que o tecido permitiu a cobertura.

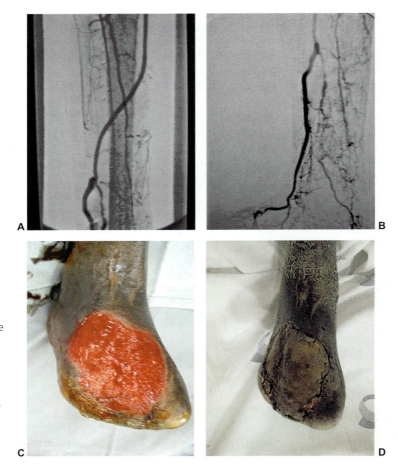

Fig. 7-9. (**A**) Arteriografia de controle de enxerto femorofibular.
(**B**) Arteriografia de enxerto feito em seqüência, desde o enxerto anterior até a dorsal do pé. (**C**) Aspecto do tecido de granulação, após o debridamento. (**D**) Após cobertura com enxerto de pele.

CAPÍTULO 7 ♦ PROCEDIMENTOS REALIZADOS NO PÉ

O exemplo da Figura 7-10 ilustra como o conceito de viabilidade tecidual pode ser enganoso e a decisão de tentar o salvamento do membro, subjetiva. O aspecto inicial das lesões no dorso do pé e região distal anterior da perna, com áreas necróticas, exposição de tendões e coloração típica de infecção por *Pseudomonas*, pode levar a se considerar o membro inviável. Entretanto, após revascularização, as lesões se revelaram superficiais, obteve-se bom tecido de granulação, e a cobertura cutânea com enxerto livre de pele foi possível.

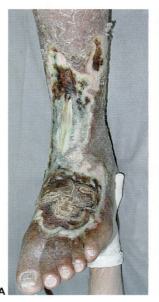
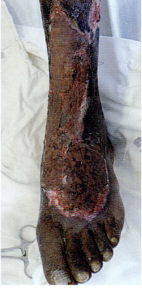

Fig. 7-10. (**A**) Aspecto de lesão isquêmica, infectada e com exposição tendínea na face dorsal do pé e perna. (**B**) Aspecto do membro cicatrizado após revascularização, debridamento e enxerto de pele.

106 AMPUTAÇÃO E RECONSTRUÇÃO NAS DOENÇAS VASCULARES E NO PÉ DIABÉTICO

■ OSTEOTOMIAS ASSOCIADAS AOS DEBRIDAMENTOS

A presença de úlcera plantar demonstra concentração de pressão na região ulcerada. Esta pressão pode ser dissipada pelo uso de calçados ou palmilhas. Quando, entretanto, identifica-se que a pressão é decorrente de estrutura óssea não acomodável por calçados e órteses, procedimentos cirúrgicos devem ser cogitados. Estas áreas ósseas proeminentes, que causam as ulcerações, podem infectar-se com facilidade, pela proximidade com a solução de continuidade da pele. O contato de instrumento cirúrgico com o osso através de área ulcerada é indicativo da presença de osteomielite. A remoção de protuberância óssea em área de calosidade ou ulceração já cicatrizada, sem sinais de osteomielite, pode ser considerada prolifática. Quando existe osteomielite, a remoção cirúrgica é obrigatória. Os exemplos das Figuras 7-11 e 7-12 ilustram esta situação.

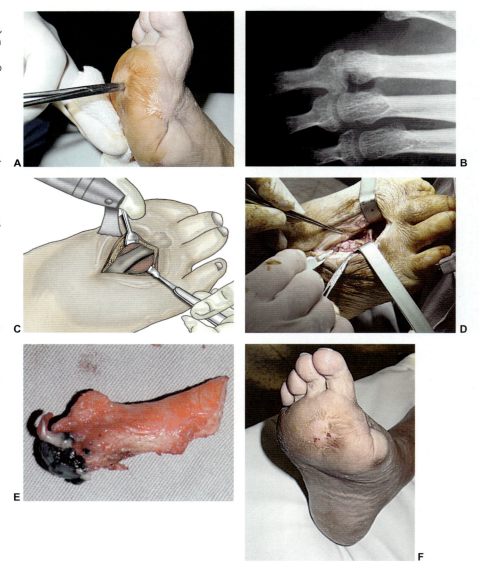

Fig. 7-11. Paciente diabético, com neuropatia não-isquêmica, que já havia sido submetido à amputação de hálux. Encaminhado para adaptação de calçado e palmilha para distribuição da pressão plantar, apresentava ulceração plantar recorrente. (**A**) Exploração com instrumento cirúrgico demonstra contato com osso. (**B**) Aspecto radiológico, relativamente inocente, apesar de se observar cavalgamento da cabeça do metatarsiano pelo 2º dedo. A proposta de tratamento foi a retirada do segundo metatarsiano por via dorsal. (**C**) Desenho esquemático do acesso e nível de secção realizado. (**D**) Ato cirúrgico. (**E**) Aspecto do segmento ósseo ressecado. A coloração com azul de metileno, feita antes do procedimento cirúrgico pela úlcera plantar, demonstra o trajeto fistuloso. (**F**) Pé cicatrizado após a retirada do metatarso comprometido.

CAPÍTULO 7 ◆ PROCEDIMENTOS REALIZADOS NO PÉ

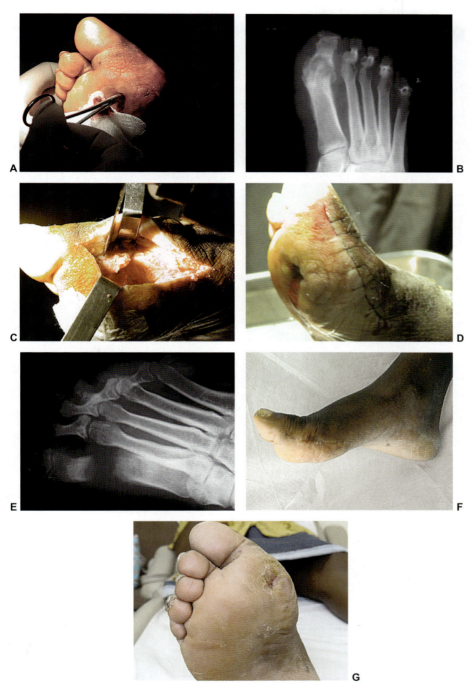

Fig. 7-12. (**A**) Úlcera plantar na região da cabeça do 1º metatarso. Instrumento cirúrgico introduzido pela úlcera faz contato com o osso. (**B**) Aspecto radiológico da articulação. (**C**) Incisão medial para a abordagem da articulação afetada. (**D**) Pós-operatório imediato. (**E**) Radiografia pós-operatória. Aspecto do pé cicatrizado em pós-operatório tardio. (**F**) Visão da região da incisão. (**G**) Visão da região plantar.

O caso da Figura 7-13 ilustra ulceração plantar causada por deformações ósseas, na fase crônica da osteoartropatia de Charcot. Apesar de a complexidade deste acometimento e de várias outras medidas terapêuticas terem sido adotadas nas demais fases do processo, nesta situação preconiza-se a remoção da área de maior proeminência óssea, o que pode ser obtido através de procedimento relativamente simples. A seqüência de fotos ilustra o procedimento.

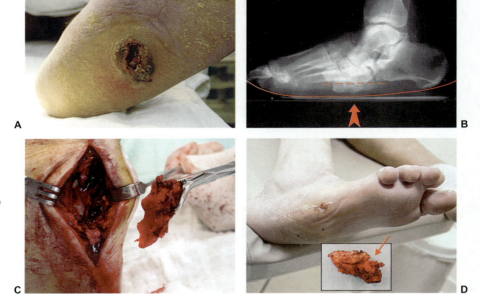

Fig. 7-13. (**A**) Ulceração decorrente de desabamento do arco plantar. (**B**) Aspecto radiográfico e desenho mostrando o plano de secção óssea. (**C**) Fotografia intra-operatória, demonstrando a incisão lateral e o segmento ósseo removido. (**D**) Pé cicatrizado e, no detalhe, o osso removido (seta).

CAPÍTULO 8

Amputações Parciais de Pé

A ilustração da Figura 8-1 demonstra os principais locais de amputação nos pés até a região média do tarso.

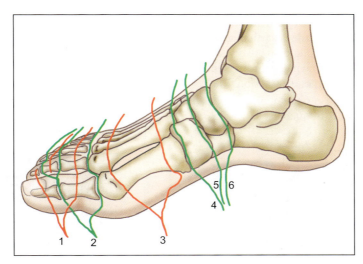

Fig. 8-1. Desenho das estruturas ósseas do pé, demonstrando os níveis clássicos de amputação e desarticulação até a região da articulação talonavicular e calcaneocubóidea. As linhas representadas por números, ilustram: 1, amputações diafisárias realizadas através das falanges dos dedos do pé; 2, desarticulações interfalangianas até o nível proximal, entre os dedos e os metatarsos; 3, amputações transmetatarsianas, distal e proximal; 4, desarticulação entre ossos cuneiformes e o cubóide de um lado e os cinco metatarsianos do outro (Lisfranc); 5, amputação feita entre o osso navicular e os três cuneiformes do lado medial e através do osso cubóide no lado lateral (Bonna-Jäger); 6, desarticulação que separa o osso navicular do tálus e o osso cubóide do calcâneo (Chopart).

AMPUTAÇÃO E RECONSTRUÇÃO NAS DOENÇAS VASCULARES E NO PÉ DIABÉTICO

■ AMPUTAÇÕES E DESARTICULAÇÕES DE DEDOS

Sob o ponto de vista de técnica operatória, tanto amputações metafisárias ou diafisárias como desarticulações são possíveis e aceitáveis, com vantagens e desvantagens de um método em relação ao outro, tanto na região dos dedos e metatarsianos, como em outros territórios.

A preservação da cartilagem articular, que caracteriza as desarticulações é, em geral, mal compreendida. Há os que acreditam que a cicatrização não ocorra sobre a superfície articular, particularmente nas operações realizadas na modalidade aberta. Este fato não é procedente. A manutenção da integridade óssea e da área articular exige maior disponibilidade de cobertura de pele e partes moles, que deve ser sempre ampla e cobrir os ossos com sobra. Mas quando ela é possível, ou até já foi obtida, a curetagem da cartilagem articular não é compulsoriamente necessária. De fato, a superfície articular constitui barreira à infecção da medular, e a preservação do comprimento ósseo, como por exemplo, a cabeça de um metatarsiano, tem vantagens funcionais para a distribuição da pressão plantar e a marcha. A Figura 8-2 demonstra exemplo de desarticulação do hálux, que cicatrizou por segunda intenção, com estabilidade funcional observada em ressonância de controle feita em pós-operatório tardio. O mesmo paciente apresentou infecção no pé oposto, em área remanescente de amputação metafisária do 2º dedo.

Entretanto, amputações através das falanges ou de metatarsos são as operações mais freqüentes.

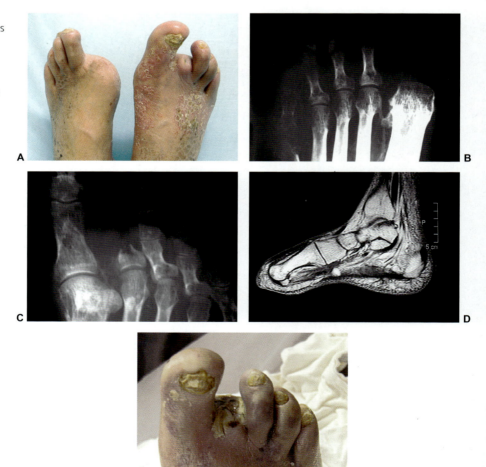

Fig. 8-2. Paciente, após revascularização de ambos os membros inferiores, submetido à desarticulação do hálux esquerdo e à amputação metafisária da falange proximal do 2º dedo direito. (**A**) Aspecto dos pés após os procedimentos. (**B**) Radiografia demonstrando a desarticulação do hálux esquerdo. (**C**) Radiografia mostrando amputação metafisária proximal do 2º dedo. (**D**) Ressonância demonstrando estabilidade do dedo desarticulado. (**E**) Amputação metafisária apresentando complicação com infecção secundária.

CAPÍTULO 8 ♦ AMPUTAÇÕES PARCIAIS DE PÉ

Os exemplos que se seguem nas Figuras 8-3 a 8-7 ilustram amputações parciais feitas em dedos do pé.

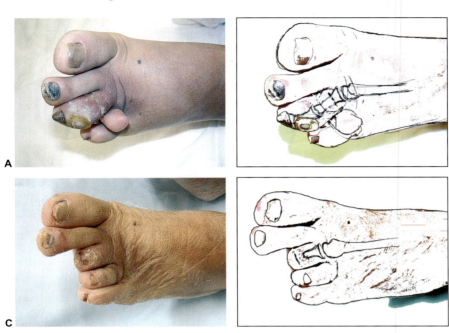

Fig. 8-3. (**A**) Osteomielite da falange distal do 3º dedo do pé esquerdo e posição viciosa do 4º dedo com retração dorsal. (**B**) Aspecto pós-operatório, tendo sido feita amputação transfalangiana proximal do 3º dedo e plastia plantar do 4º. (**C**) Representação esquemática mostrando como a falange média do 3º dedo estava em contato com a ulceração. (**D**) Desenho demonstrando o nível de secção óssea.

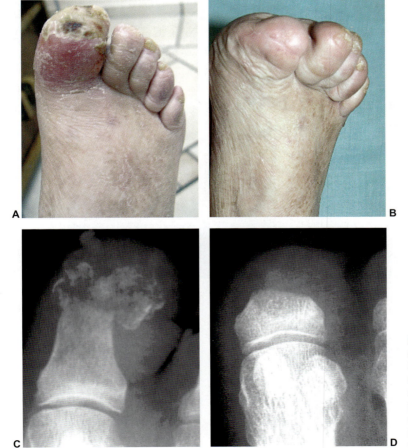

Fig. 8-4. (**A**) Aspecto inicial de processo infeccioso em hálux. (**B**) Pós-operatório de amputação transfalangiana distal. (**C**) Radiografia pré-operatória demonstrando osteomielite da falange. (**D**) Radiografia pós-operatória.

Fig. 8-5. (**A**) Lesão necrótica do 2º dedo apresentando deformidade que também pode ter sido a causa inicial da lesão. Após revascularização, realizada amputação transfalangiana proximal. (**B**) Dedo acometido sendo apresentado e demonstrando o afastamento dos dedos vizinhos com gaze. (**C**) Instrumento cirúrgico ósseo (cisalha) seccionando a falange, após incisão da pele e partes moles. (**D**) Incisão com bisturi, cortando o tendão extensor. (**E**) Desenho mostrando o nível de secção óssea. (**F**) Instrumento cirúrgico (saca-bocado), ressecando a falange em nível proximal, para evitar exposição óssea. (**G**) Aspecto final da operação, após aprofundamento do plano ósseo, com a pele deixada aberta.

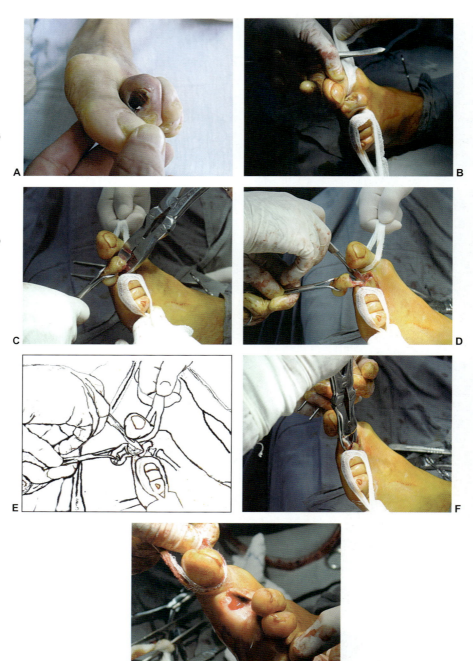

CAPÍTULO 8 ◆ AMPUTAÇÕES PARCIAIS DE PÉ

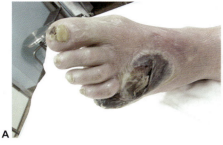
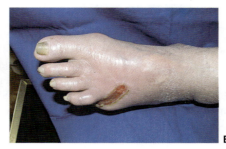
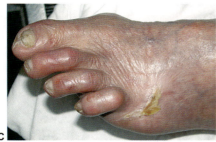

Fig. 8-6. (**A**) Lesão necrótica evolutiva, obrigando revascularização femorotibial posterior em caráter de emergência. (**B**) Após amputação do 5º dedo e debridamento do dorso do pé, em cicatrização por segunda intenção. (**C**) Cicatrização final.

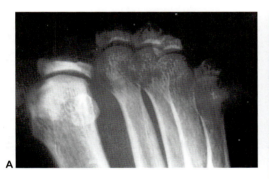
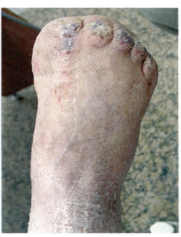

Fig. 8-7. (**A**) Radiografia de amputação dos cinco dedos através das falanges proximais. (**B**) Pé cicatrizado.

Sob o ponto de vista de reabilitação, amputações de dedos podem ser acomodadas com acolchoamento de palmilhas e eventuais preenchimentos. O uso de sapatos especiais, que já poderiam estar indicados antes mesmo da amputação, é recomendável (Fig. 8-8).

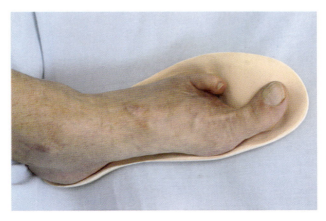

Fig. 8-8. Palmilha de polietileno expandido, modelada para acomodação de pé com amputação de 2º, 3º e 4º dedos.

■ AMPUTAÇÕES LONGITUDINAIS DE METATARSOS

Amputações transmetatarsianas longitudinais, conhecidas como amputações de raios do pé, isoladamente ou em conjunto, são níveis comuns. O paciente exemplificado na Figura 8-9, com isquemia considerada não tratável, teve a proposição de amputação em nível transtibial. Com revascularização bem-sucedida, observa-se aspecto do pé cicatrizado, após amputação transmetatarsiana parcial conservando o primeiro metatarso e hálux. A Figura 8-10 ilustra um desses casos adaptado a calçado especial.

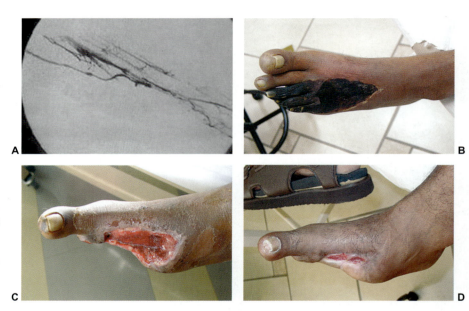

Fig. 8-9. (**A**) Controle arteriográfico de revascularização realizada com fístula arteriovenosa. (**B**) Aspecto da gangrena parcial do pé do paciente. (**C**) Após a revascularização e amputação transmetatarsiana parcial, observa-se leito de granulação de bom aspecto em área remanescente do pé. (**D**) Imagem final após cicatrização por segunda intenção.

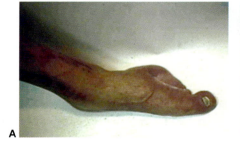
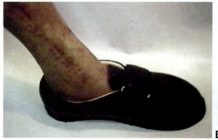

Fig. 8-10. (**A**) Amputação transmetatarsiana parcial preservando o hálux. (**B**) Adaptação em calçado e palmilha especial.

Considerando a função de suporte do peso corporal estática e dinâmica dos pés e a qualidade da pele plantar, esta deve ser preservada no planejamento dos retalhos.

O planejamento destas operações demanda retalho plantar amplo para resultado funcional ideal. A Figura 8-11 representa o aspecto cirúrgico esquemático da incisão plantar destas operações, na qual se pratica incisão em bisel até atingir-se o plano ósseo.

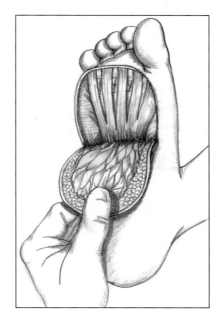

Fig. 8-11. Aspecto esquemático da incisão plantar em bisel, preservando a pele e estruturas habituadas ao apoio do peso corporal.

A secção óssea é realizada a partir da incisão dorsal, e deve ser planejada para permitir o apoio da maneira menos traumática possível, ou seja, com as superfícies ósseas arredondadas e preparadas para as condições da marcha.

Os esquemas e exemplos de casos apresentados nas Figuras a seguir demonstram princípios básicos destas operações.

■ AMPUTAÇÕES TRANSMETATARSIANAS

Amputações transmetatarsianas transversais podem ser praticadas em qualquer nível destes ossos. Nos exemplos a seguir foram descritas operações realizadas nas regiões distal e proximal dos metatarsos, consideradas mais funcionais que as operações diafisárias por alguns. A Figura 8-12 demonstra o traçado da incisão na pele e o nível de secção óssea das amputações transmetatarsianas distais.

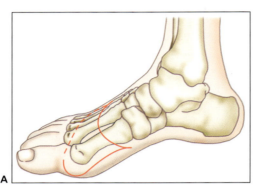 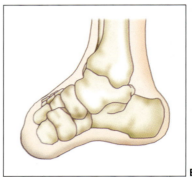

Fig. 8-12. (**A**) Desenho demonstrando traçado da incisão de pele e o nível de secção óssea nas amputações transmetatarsianas distais. (**B**) Representação esquemática após a realização deste tipo de operação.

A Figura 8-13 exemplifica caso de operação deste tipo cicatrizada, em pós-operatório tardio.

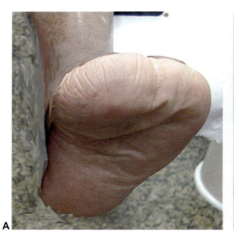 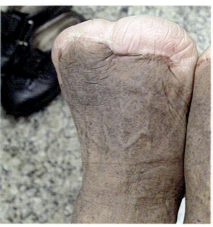

Fig. 8-13. (**A**) Visão plantar de amputação transmetatarsiana distal, com aspecto estável em seguimento tardio. (**B**) Visão dorsal, observando-se ao fundo calçados especiais extraprofundos, com palmilhas modeladas, que fazem parte do tratamento destes pacientes.

Os exemplos da Figura 8-14 demonstram os traçados das incisões de pele e o nível de secção óssea das amputações transmetatarsianas proximais.

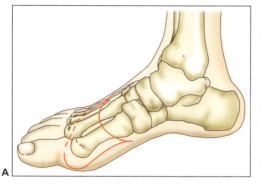
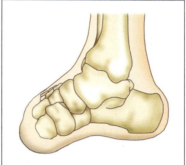
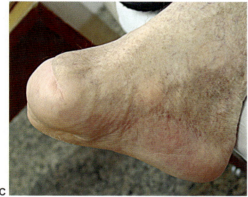

Fig. 8-14. (**A**) Esquema demonstrando retalhos de pele e nível de secção óssea de amputação transmetatarsiana proximal. (**B**) Desenho da operação realizada. Este nível de secção óssea permite contornos ósseos arredondados. (**C**) Aspecto de pós-operatório tardio de paciente com amputação transmetatarsiana proximal.

Pacientes com este nível de amputação, apesar de também poderem se adaptar com palmilhas de acolchoamento e preenchimento simples, podem se beneficiar e obter maior estabilidade no calçado com sistema de sapatilha interna modelada, com preensão individualizada do sapato (Fig. 8-15).

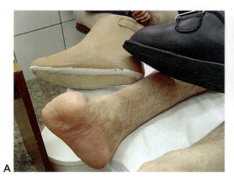
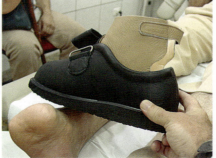

Fig. 8-15. Sistema de sapatilha interna individualizada, que é vestida dentro de calçado especial. (**A**) Sapatilha fora do calçado. (**B**) Sapatilha colocada dentro do sapato.

■ DESARTICULAÇÃO DOS METATARSIANOS

A desarticulação dos metatarsianos de primeira linha de ossos do tarso é conhecida como operação de Lisfranc (1815). O traçado do retalho de pele segue os princípios descritos anteriormente, para as amputações transmetatarsianas, preservando a pele plantar que precisa ser suficientemente longa para o revestimento ósseo (Fig. 8-16).

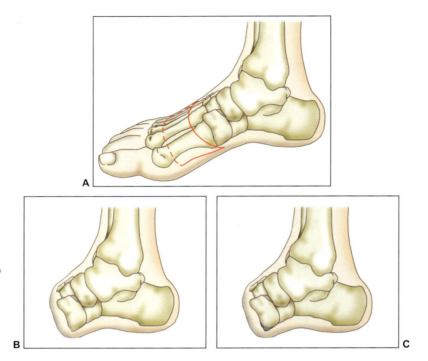

Fig. 8-16. (**A**) Esquema da incisão praticada na operação de Lisfranc.
(**B**) Demonstração do plano de desarticulação óssea.
(**C**) Demonstração do arredondamento ósseo preconizado por alguns.

No exemplo da Figura 8-17, a operação de Lisfranc foi praticada após falha de cicatrização de amputação transmetatarsiana e revascularização.

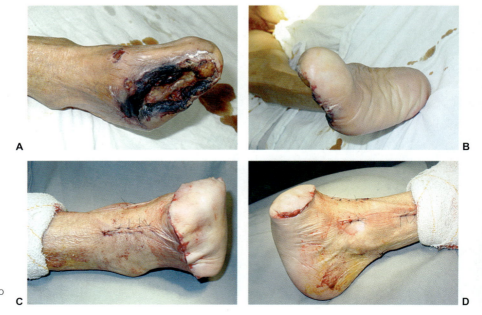

Fig. 8-17. (**A**) Aspecto de amputação transmetatarsiana, apresentando isquemia e necrose da incisão cirúrgica na evolução. (**B**) Região de pele plantar preservada. (**C**) Aspecto do pós-operatório imediato da operação de Lisfranc após revascularização para a artéria dorsal de pé. (**D**) Visão lateral do retalho.

CAPÍTULO 8 • AMPUTAÇÕES PARCIAIS DE PÉ

Na seqüência da Figura 8-18, observa-se arteriografia pré e pós-angioplastia. O paciente apresentava gangrena de hálux sem delimitação, após debridamento, houve evolução ainda com a presença de área necrótica e infecção. Realizada amputação transmetatarsiana proximal na modalidade aberta e, após resolução da infecção e presença de tecido de granulação, regularização no nível de Lisfranc.

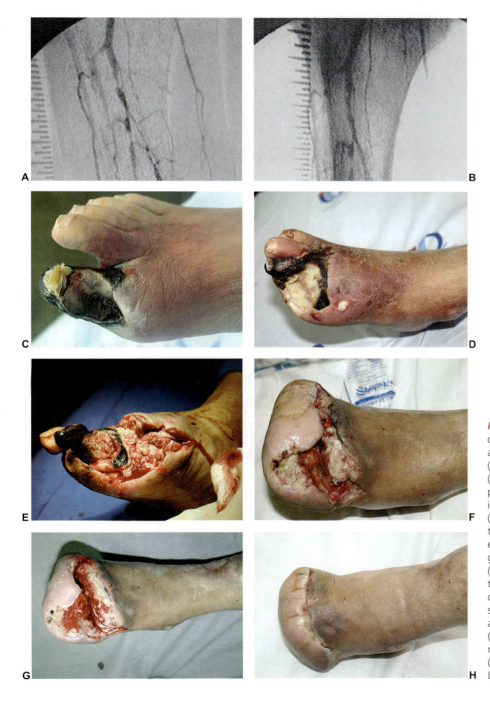

Fig. 8-18. (**A**) Angiografia demonstrando oclusão de artéria tibial posterior. (**B**) Resultado de angioplastia. (**C**) Apresentação inicial do paciente com gangrena infectada do hálux. (**D**) Após amputação transmetatarsiana parcial, evolução com área de gangrena e infecção. (**E**) Realização de amputação transmetatarsiana proximal, observando-se bom sangramento. (**F**) Amputação aberta, devido à infecção. (**G**) Boa granulação, com resolução da infecção. (**H**) Regularização em nível de Lisfranc.

Resultados funcionais estáveis podem ser obtidos, a longo prazo, com este tipo de procedimento, como pode se observar nas Figuras 8-19 e 8-20.

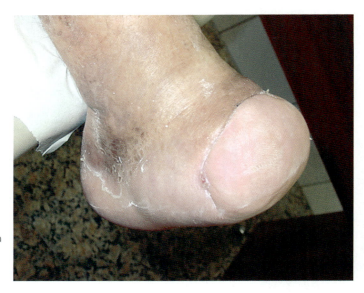

Fig. 8-19. Resultado tardio da desarticulação de Lisfranc com revestimento adequado da pele plantar.

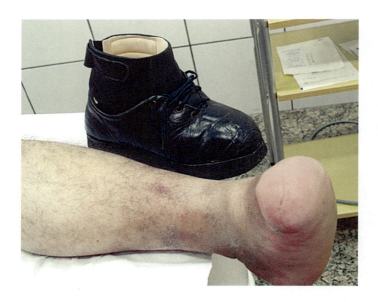

Fig. 8-20. Aspecto do calçado especial com sapatilha interna.

AMPUTAÇÕES E DESARTICULAÇÕES MEDIOTÁRSICAS

As situações nas quais os procedimentos conhecidos como clássicos podem ser realizados, são menos freqüentes do que condições nas quais são feitos procedimentos não regrados.

Os exemplos das Figuras 8-21 e 8-22 ilustram este tipo de situação. No caso, foi realizada operação com nível de secção mediotársica.

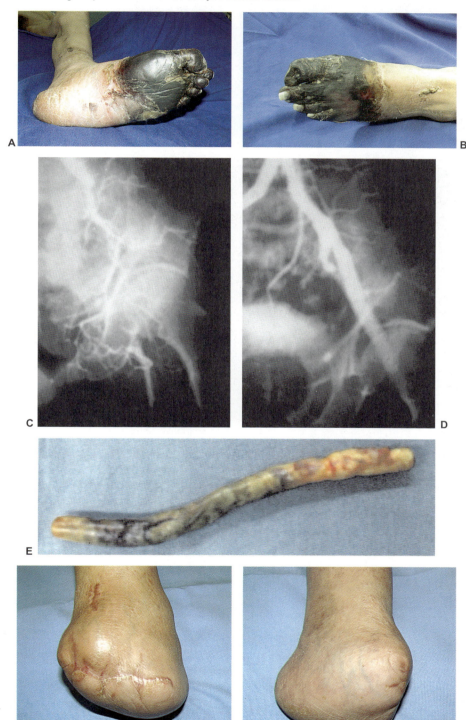

Fig. 8-21. (**A** e **B**) Paciente apresentando gangrena seca do antepé. (**C**) Arteriografia pré-operatória demonstrando obstrução da artéria ilíaca. (**D**) Arteriografia de controle pós-endarterectomia. (**E**) Placa de ateroma removida. (**F** e **G**) Aspecto do pé cicatrizado após amputação mediotársica.

Fig. 8-22. (**A**) Radiografia demonstrando o nível da desarticulação, com a preservação do osso navicular. (**B**) Sapatilha interna do calçado. (**C**) Sapatilha vestida em calçado especial.

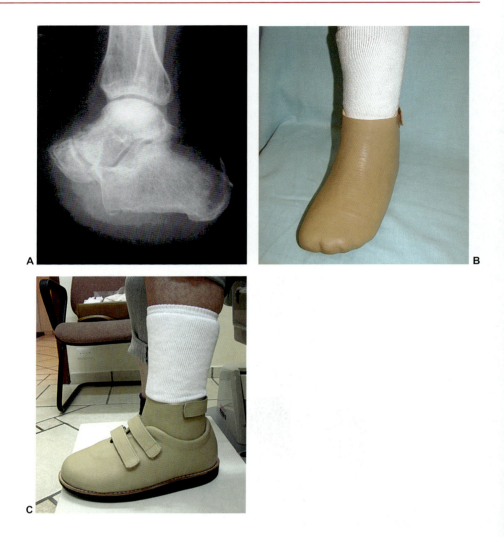

Neste caso, a amputação realizada foi praticada através dos ossos do tarso, tendo sido preservada a articulação talonavicular e removido o osso cubóide de sua articulação com o calcâneo. Sob o ponto de vista técnico, trata-se de modificação do nível mediotársico de Bonna-Jäger, na qual o osso cubóide é parcialmente mantido. No caso, isto foi devido à limitação dos retalhos de pele, pela extensão da gangrena.

CAPÍTULO 8 • AMPUTAÇÕES PARCIAIS DE PÉ

O mesmo tipo de situação observa-se no exemplo da Figura 8-23, com boa estabilidade da pele, em paciente que se mantém em deambulação em uso de calçado com sapatilha interna. O aspecto radiográfico demonstra que o osso navicular foi mantido.

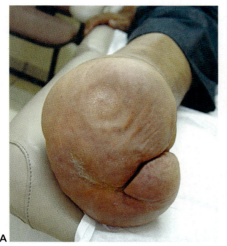
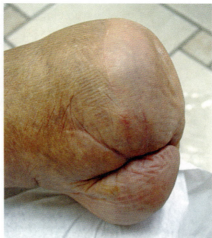

Fig. 8-23. (**A** e **B**) Aspecto do membro remanescente de paciente com amputação do mediopé, com ótimo revestimento de pele plantar, em seguimento tardio, reabilitado apenas com uso de calçado especial.
(**C**) Radiografia demonstrando desarticulação mediotársica, com a manutenção do navicular.

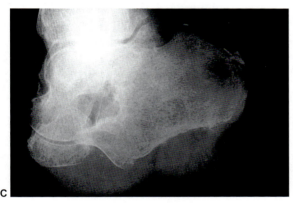

O aspecto funcional mais importante é que até este nível de amputação, principalmente se forem observados cuidados de reinserção tendínea, conserva-se a condição de flexões plantar e dorsal do membro residual. Devido a esta característica, os pacientes conseguem deambular apenas com adaptações em calçados, não necessitando de aparelhos maiores para estabilização e descarga do peso do corpo na região pré-tibial ou no tendão patelar, que se caracterizam como próteses. O exemplo da Figura 8-24 demonstra os movimentos de flexões plantar e dorsal que são mantidos em operação deste tipo.

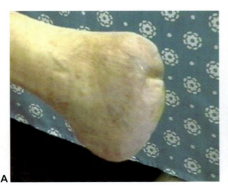
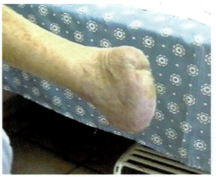

Fig. 8-24. Amputação do mediotarso, demonstrando manutenção das flexões plantar (**A**) e dorsal do pé (**B**).

■ OPERAÇÕES NA REGIÃO DO RETROPÉ – OPERAÇÃO DE CHOPART

A desarticulação entre o calcâneo e o tálus dos demais ossos do tarso, conhecida como operação de Chopart, é o nível proximal dentre os descritos como clássicos. De maneira ideal, esta operação também necessita amplo revestimento de pele plantar para estabilidade a longo prazo. A Figura 8-25 demonstra o plano da desarticulação e o traçado do retalho de pele.

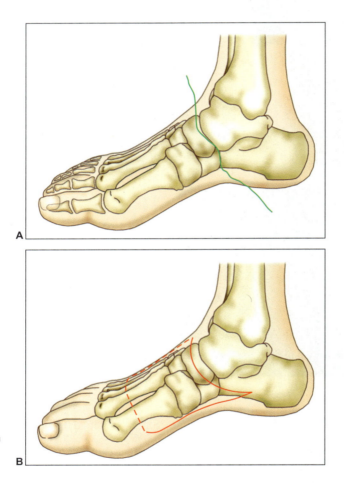

Fig. 8-25. (**A**) Plano ósseo da desarticulação. (**B**) Traçado dos retalhos de pele.

CAPÍTULO 8 ♦ AMPUTAÇÕES PARCIAIS DE PÉ

Devido à tendência de este tipo de procedimento apresentar evolução da parte remanescente do pé para a posição de flexão plantar, a estabilização dos tendões extensores e secção eletiva do tendão do calcâneo devem ser praticadas. A Figura 8-26 ilustra bem esta operação.

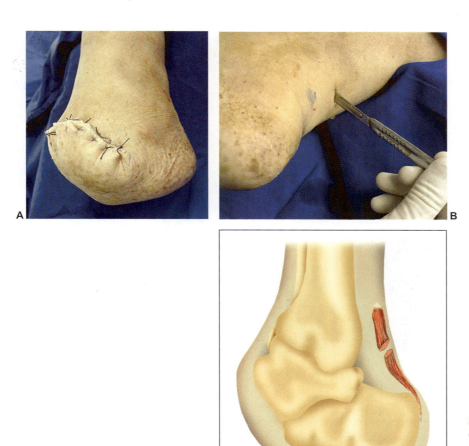

Fig. 8-26. (**A**) Aspecto final da operação de Chopart. (**B**) Secção do tendão do calcâneo. (**C**) Desenho mostrando resultado final da operação.

O paciente da Figura 8-27 mostra evolução em acompanhamento tardio deste tipo de procedimento. No caso, obteve-se boa estabilidade, e o paciente consegue deambular apenas com adaptação no calçado, como demonstrado na seqüência.

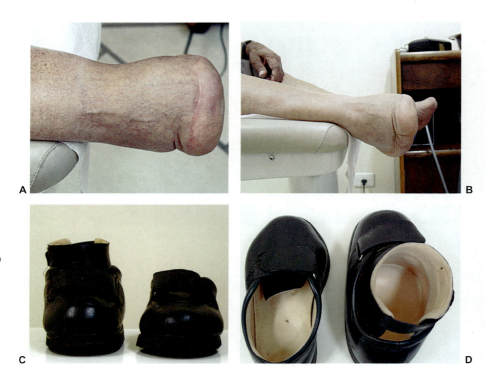

Fig. 8-27. (**A** e **B**) Paciente demonstrando boa evolução e estabilidade do membro residual após operação de Chopart. (**C**) Tipo de adaptação utilizado no calçado, visão anterior. (**D**) Visão superior, mostrando sistema de sapatilha interna.

O principal problema relacionado às operações tipo Chopart, especialmente se não forem tomados cuidados especiais ou se ocorrer fechamento tardio por segunda intenção, é que o membro residual, pela carga do peso do corpo e deslizamento do tálus, resulta em posição eqüina (Figs. 8-28 e 8-29).

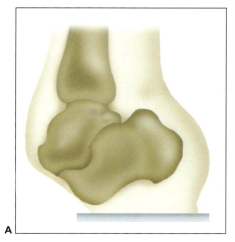 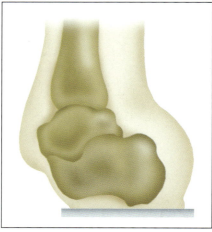

Fig. 8-28. (**A**) Representação esquemática, demonstrando a migração do tálus. (**B**) Posição neutra.

CAPÍTULO 8 • AMPUTAÇÕES PARCIAIS DE PÉ

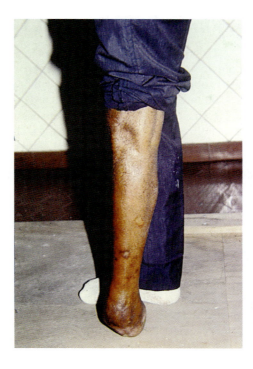

Fig. 8-29. Paciente apresentando migração do tálus pós-amputação de Chopart.

Esta posição impede apoiar o peso de corpo na extremidade do membro residual e é comum a presença de ulcerações nesta região por causa da migração do tálus, Às vezes, também, a pele de revestimento é de má qualidade, devido à cicatrização por segunda intenção. Pacientes que se apresentam com este tipo de condição não conseguem caminhar apenas com o uso de calçados. É necessário o uso de prótese que permita descarga de peso na região pré-tibial e tendão patelar, além da estabilização do membro residual. Mesmo assim, nem sempre se consegue alívio eficiente da região distal do coto, e ulcerações podem se tornar recorrentes, tornando o resultado funcional ruim. Estes aparelhos, devido à região terminal alargada do coto, são de difícil confecção, o que acrescenta outro fator de dificuldade à reabilitação. Exemplo de aparelho para este tipo de situação é demonstrado na seqüência a seguir na Figura 8-30.

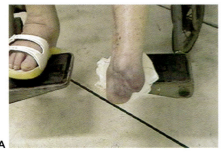
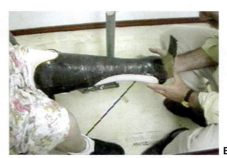
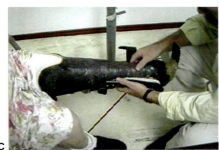
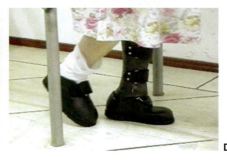

Fig. 8-30. (**A**) Aspecto de amputação tipo Chopart. Observa-se retalho atípico e zona de revestimento de pele ruim, decorrente de cicatrização por segunda intenção. Devido à deformidade do coto a paciente não consegue deambular ou ter carga terminal apenas com calçado especial. (**B**) Prótese feita em fibra de carbono, com suporte no tendão patelar. Para permitir acomodação do membro residual há necessidade de abertura posterior na prótese. (**C**) Fechamento da janela posterior, que é presa com tiras de velcro. (**D**) Paciente caminhando com o aparelho.

■ OUTRAS AMPUTAÇÕES NO RETROPÉ

Os problemas relacionados à funcionalidade das amputações do retropé fizeram com que, ao longo dos anos, diversos procedimentos correlatos tenham sido propostos. O objetivo é manter a função locomotora do membro sem a necessidade de próteses, ou melhorar a condição de seu uso.

Como a articulação do tornozelo passa a ter função comprometida, ou ausente, e a estabilização do tálus é problemática, algumas operações são feitas com a retirada do tálus ou variações de artrodeses entre o calcâneo, o tálus e a tíbia.

Nesta linha, Pirogoff em 1854, preconiza a retirada do tálus e secção parcial do calcâneo, que era rodado para fundir-se à tíbia. A consolidação da operação de Pirogoff resulta em coto de apoio terminal, estável e sem diminuição de comprimento, como acontece na desarticulação do tornozelo (Syme, 1843). Ricard, em 1905, propôs a retirada simples do tálus, operação que foi modificada por Boyd, em 1939, que pratica a retirada do tálus associada à artrodese entre o calcâneo e a tíbia. Vasconcelos, em 1942, descreveu a artrodese dupla, entre a tíbia e o tálus, e o tálus e o calcâneo, com planificação da área plantar deste último. Baumgartner, em 1989, descreve osteotomias, alongamento do tendão do calcâneo e artrodese subtalar entre o tálus e calcâneo, principalmente como forma de tratar deformidades e complicações de operações tipo Chopart. Camilleri, em 2003, descreve a retirada do tálus e artrodese entre o tálus e calcâneo, associada a osteotomias redutoras da tíbia, fíbula e calcâneo.

Esses procedimentos, resultando em cotos estáveis, de comprimento semelhante ao membro oposto, e revestidos de pele adaptada ao apoio, podem permitir a marcha sem aparelhamento, mesmo que seja por distâncias curtas. Entretanto, para a maioria deles, as próteses são necessárias e melhoram o desempenho funcional. A proposta da operação de Camilleri com osteotomias redutoras visa a facilitação no uso, confecção e aspecto cosmético das próteses.

Apesar de algumas dessas operações estarem em desuso, muitas nunca terem sido empregadas rotineiramente, e nos doentes vasculares terem restrições de indicação, seu emprego judicioso é recomendável dentro dos princípios de preservação do comprimento e funcionalidade da extremidade.

Outros procedimentos que podem ser realizados na região do retropé são ressecções parciais do calcâneo. Lesões da região do calcâneo, sejam do revestimento cutâneo, sejam ósseas, são graves, sobretudo em pacientes vasculares. Algumas, isoladamente, podem ser indicativas de amputação maior. Entretanto, em condições de boa irrigação arterial, ressecções parciais do calcâneo podem ter boa evolução funcional.

A representação esquemática da Figura 8-31 e os exemplos que se seguem ilustram esses procedimentos.

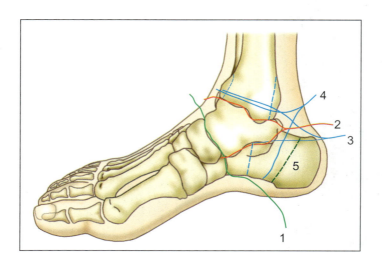

Fig. 8-31. Representação esquemática das operações realizadas no retropé:
1, Chopart; 2, Boyd;
3, Camilleri; 4, Pirogoff;
5, Calcanectomia parcial.

CAPÍTULO 8 ♦ AMPUTAÇÕES PARCIAIS DE PÉ

A representação esquemática da Figura 8-32 e o exemplo da Figura 8-33 ilustram a operação de Pirogoff.

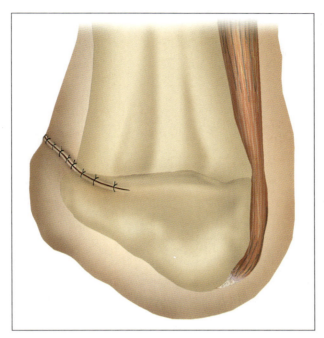

Fig. 8-32. Operação de Pirogoff.

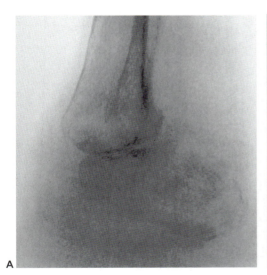

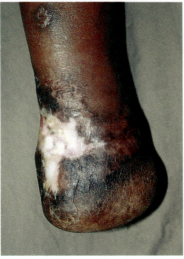

Fig. 8-33. (**A**) Aspecto radiológico da amputação de Pirogoff. (**B**) Morfologia do coto cicatrizado.

A ilustração da Figura 8-34 demonstra a operação descrita por Boyd em 1939, propõe a retirada do tálus e a artrodese entre o calcâneo e a tíbia.

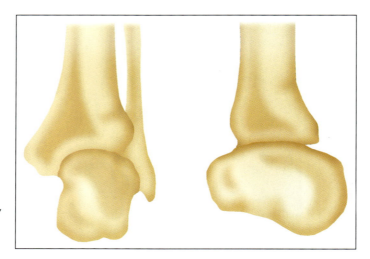

Fig. 8-34. Operação de Boyd, demonstrando a artrodese entre o calcâneo e a tíbia, com a retirada do tálus.

O esquema da operação descrita por Camilleri, entre a tíbia e o calcâneo, com a retirada do tálus e redução do volume distal do coto através de osteotomias, é ilustrado na Figura 8-35.

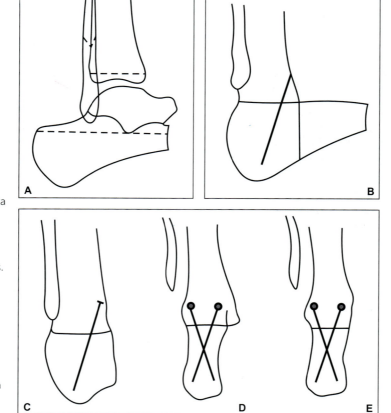

Fig. 8-35. Operação proposta por Camilleri. (**A**) Visão lateral, demonstrando em pontilhado locais de secção óssea da tíbia, fíbula e calcâneo e remoção do tálus. (**B**) Visão lateral, demonstrando a fixação da tíbia ao calcâneo, e plano (pontilhado) da osteotomia redutora deste. (**C**) Após a osteotomia. (**D**) Visão posterior do calcâneo, que é fixado após translação lateral. (**E**) Mostra o maléolo medial da tíbia aparado.

A Figura 8-36 ilustra ressecção parcial do calcâneo. São procedimentos que podem também ser classificados entre as amputações do retropé.

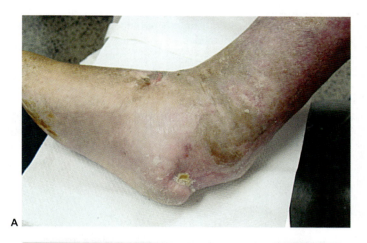

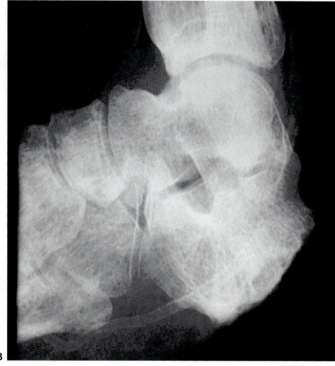

Fig. 8-36. Calcanectomia parcial. (**A**) Visão posterior pós-cicatrização. (**B**) Aspecto radiológico da ressecção óssea. Observa-se também artéria plantar lateral calcificada.

■ OUTRAS OPERAÇÕES CORRELATAS

A secção parcial de ossos do pé, com a manutenção de estruturas distais, procedimentos que têm sido chamados de amputações virtuais por alguns, tem aspectos funcionais vantajosos em relação às amputações maiores. Os exemplos das Figuras a seguir ilustram estas operações.

Os casos das Figuras 8-37 e 8-38 referem-se à ressecção de todos os metatarsianos com manutenção distal dos dedos.

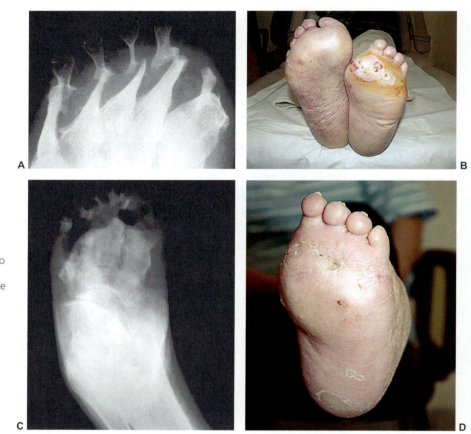

Fig. 8-37. (**A**) Aspecto afilado dos metatarsianos por reabsorção óssea, em caso de neuropatia diabética e hanseníase, já tendo o hálux sido amputado.
(**B**) Ulcerações plantares recorrentes. (**C**) Radiografia de controle após ressecção da metáfise dos metatarsianos por via dorsal, com preservação dos dedos.
(**D**) Aspecto do pé cicatrizado.

CAPÍTULO 8 • AMPUTAÇÕES PARCIAIS DE PÉ

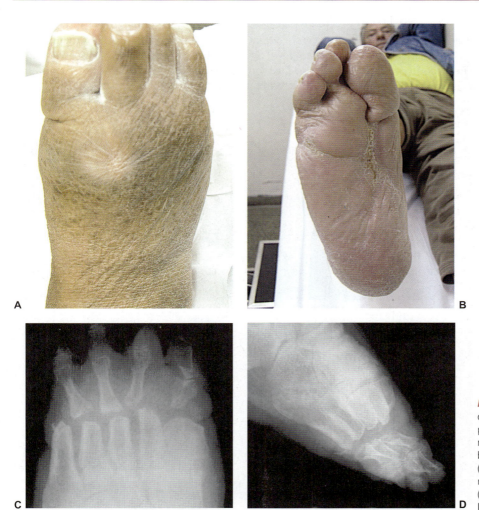

Fig. 8-38. (**A**) Aspecto tardio do pé cicatrizado após panressecção dos metatarsos, demonstrando boa estabilidade funcional. (**B**) Visão plantar. (**C**) Aspecto radiológico ântero-posterior. (**D**) Aspecto radiográfico lateral.

No exemplo (Fig. 8-39), o paciente mantinha processo infeccioso após amputação do terceiro raio. A abordagem dorsal revelou comprometimento dos metatarsos e ossos do tarso, que foram removidos. Sob o ponto de vista ósseo a operação comporta-se como a desarticulação de Chopart, mas com a manutenção de partes moles. Aspecto radiográfico do pé em seguimento tardio mostra bom resultado funcional.

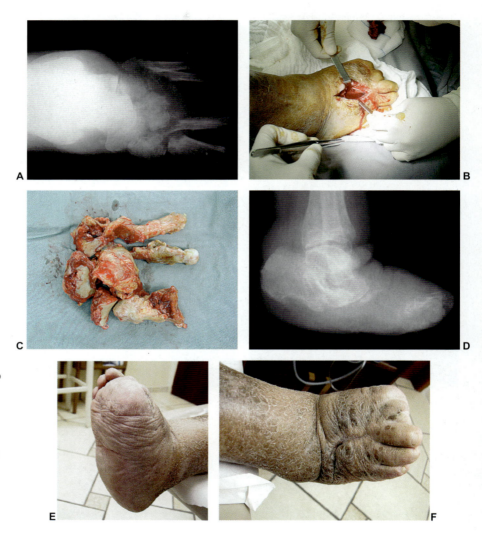

Fig. 8-39. Paciente com comprometimento infeccioso de ossos do tarso e metatarso, submetido à ressecção óssea segmentar. (**A**) Aspecto radiográfico do pé. (**B**) Procedimento cirúrgico. (**C**) Ossos retirados do pé. (**D**) Aspecto radiológico pós-operatório. (**E**) Visão plantar do pé. (**F**) Visão dorsal do pé cicatrizado.

CAPÍTULO 8 ♦ AMPUTAÇÕES PARCIAIS DE PÉ

De mesma forma, o paciente da Figura 8-40 já havia sido submetido à amputação dos quatro raios laterais, mas apresentou abscesso dorsal e evidência radiológica de infecção no primeiro e segundo cuneiformes. A ressecção segmentar destes ossos permitiu a resolução do processo infeccioso e bom resultado funcional no seguimento tardio.

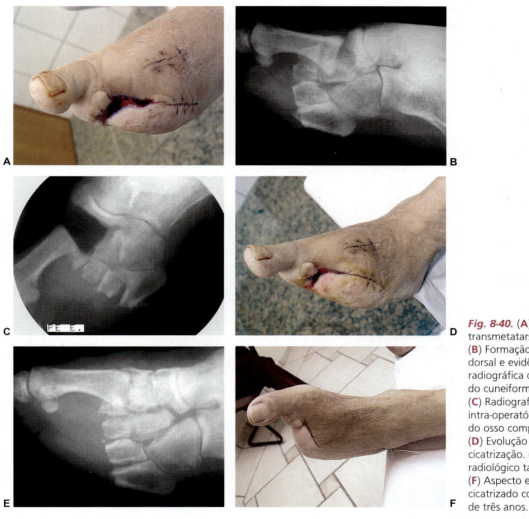

Fig. 8-40. (**A**) Amputação transmetatarsiana parcial. (**B**) Formação de abscesso dorsal e evidência radiográfica de osteomielite do cuneiforme medial. (**C**) Radiografia intra-operatória após retirada do osso comprometido. (**D**) Evolução para cicatrização. (**E**) Resultado radiológico tardio. (**F**) Aspecto externo do pé cicatrizado com seguimento de três anos.

■ PROCEDIMENTOS ESPECIAIS EM SEGMENTOS REMANESCENTES DE AMPUTAÇÕES ANTERIORES

Muitas amputações não regradas, particularmente se as estruturas ósseas não são adequadamente tratadas, e se o membro residual evolui para aposição eqüina, podem perpetuar ulcerações que não cicatrizam mesmo com aparelhamento ortopédico apropriado. O exemplo da Figura 8-41 demonstra ulceração em coto de amputação de operação não regrada, tipo Lisfranc, em que proeminência óssea causada pelo osso cubóide, além de posição viciosa do pé, mantinha ulceração. Realizada osteotomia e alongamento do tendão calcâneo.

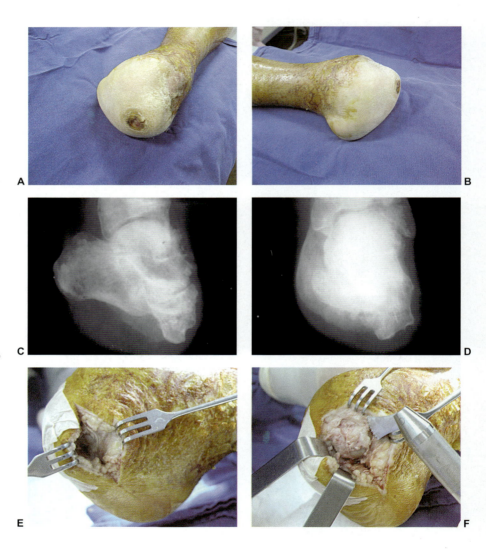

Fig. 8-41. Coto de amputação de operação não regrada do mediotarso. (**A**) Visão plantar mostrando ulceração. (**B**) Visão lateral mostrando posição em eqüino. (**C**) Aspecto radiológico em perfil mostrando projeção do osso cubóide. (**D**) Visão anterior de raios X. (**E**) Aspecto intra-operatório da abordagem ao cubóide, que foi seccionado com serra oscilatória (**F**).

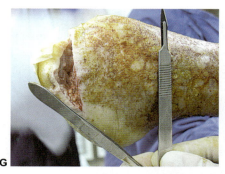
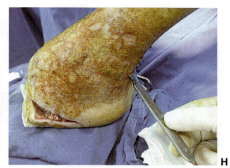
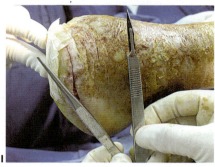
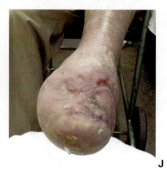

Fig. 8-41. (Continuação) (**G**) Posição em eqüino, demonstrada pelo ângulo formado entre a pinça e o bisturi. (**H**) Secção percutânea do tendão do calcâneo. (**I**) Demonstração da redução do eqüino, pela diminuição do ângulo entre os instrumentos cirúrgicos. (**J**) Aspecto em pós-operatório tardio mostrando coto cicatrizado.

■ PRESERVAÇÃO DO PÉ EM CONDIÇÕES ESPECIAIS

As classificações das lesões cutâneas nos pés diabéticos, que podem ser também em pés não-diabéticos, utilizam freqüentemente critérios anatômicos. A classificação de Wagner, por exemplo, refere-se à gangrena do antepé e de todo o pé, neste caso inviável.

Entretanto, o critério de viabilidade da extremidade depende de vários conceitos, por exemplo de como considerar as lesões cutâneas do retropé.

Gangrenas do calcanhar, mesmo isoladas, são consideradas como critério de irreversibilidade do pé.

Entretanto, novas possibilidades de técnica operatória podem propiciar a preservação do membro mesmo nestas condições.

Os exemplos a seguir demonstram este tipo de situação.

■ RELATO DE CASO 1

Paciente diabético, 58 anos, com sinais de neuropatia periférica e isquemia, apresentou-se em consulta com gangrena de calcanhar, ilustrada na Figura 8-42.

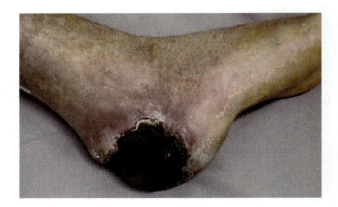

Fig. 8-42. Aspecto da apresentação inicial do paciente, com gangrena do calcanhar.

O paciente foi submetido à arteriografia diagnóstica, que demonstrou oclusões em diferentes níveis. Foram observadas estenoses significativas em artérias ilíacas comum e externa e oclusão da artéria femoral superficial a partir do 1/3 médio, com reenchimento da artéria tibial posterior.

O paciente foi então submetido à angioplastia da artéria ilíaca (Fig. 8-43A), e em segundo tempo, a enxerto com a veia safena desde a região proximal da artéria femoral superficial até a artéria tibial posterior (Fig. 8-43C).

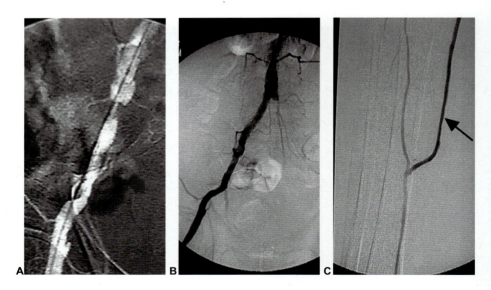

Fig. 8-43. (**A**) Angiografia demonstrando estenoses da artéria ilíaca, já tendo sido passado o fio-guia. (**B**) Arteriografia de controle. (**C**) Arteriografia de controle demonstrando enxerto femorotibial posterior (seta).

CAPÍTULO 8 ◆ AMPUTAÇÕES PARCIAIS DE PÉ

Após os procedimentos de revascularização e debridamento da área gangrenada, grande área necessitando revestimento persistia (Fig. 8-44).

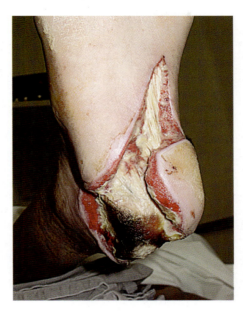

Fig. 8-44. Aspecto do pé após os procedimentos de revascularização e debridamento.

Optou-se por realizar a cobertura cutânea da lesão com retalho miocutâneo, tendo sido utilizado o músculo reto do abdome com pele da região. Houve boa integração e cicatrização total da região. O aspecto macroscópico e o controle arteriográfico podem ser observados na Figura 8-45.

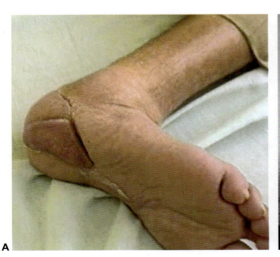
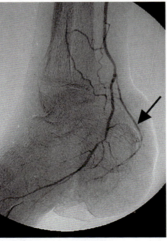

Fig. 8-45. (**A**) Aspecto do pé cicatrizado após integração do retalho miocutâneo. (**B**) Arteriografia demonstrando a artéria epigástrica (seta) nutriente do retalho, que foi anastomosada à artéria tibial posterior.

O paciente atingiu boa condição de deambulação, como pode ser observado no aspecto tardio, aos 2 anos de pós-operatório. Observa-se crescimento de pêlos na pele da região abdominal, e presença de calosidade na pele da região natural do calcanhar (Fig. 8-46).

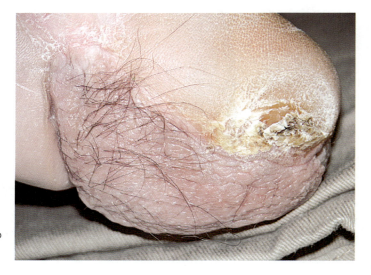

Fig. 8-46. Aspecto tardio do calcanhar demonstrando crescimento de pêlos e calosidade na pele nativa do calcanhar, demonstrando uso constante para a deambulação.

■ RELATO DE CASO 2

Paciente diabética, 60 anos, portadora de insuficiência renal dialítica, com doença arterial oclusiva periférica, que já havia sido submetida a enxerto poplíteo fibular há 1 ano. Apresentou-se na emergência com dor intensa e gangrena na região do calcanhar direito (Fig. 8-47).

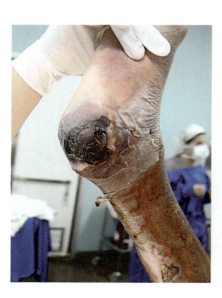

Fig. 8-47. Área isquêmica do calcanhar, apresentando-se com gangrena em evolução.

CAPÍTULO 8 • AMPUTAÇÕES PARCIAIS DE PÉ

Realizada arteriografia, que demonstrou enxerto anterior pérvio, mas presença de segundo nível de oclusão nas artérias distais da perna, com reenchimento da artéria dorsal do pé (Fig. 8-48).

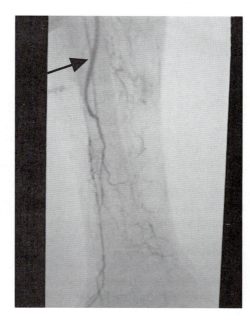

Fig. 8-48. Arteriografia demonstrando enxerto poplíteo fibular pérvio (seta) e oclusão distal.

Após debridamento, observa-se grande área de perda de substância na região do calcâneo (Fig. 8-49).

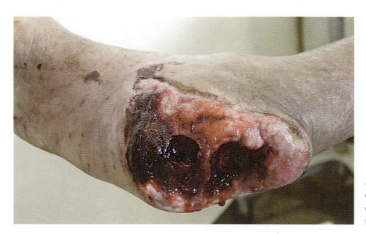

Fig. 8-49. Após debridamento, observa-se grande perda de substância na região do calcâneo.

Optou-se pela utilização de retalho muscular do reto abdominal para o revestimento da área cruenta. A artéria epigástrica foi anastomosada diretamente na veia safena do enxerto anterior, em sua tomada na artéria dorsal do pé, e a veia epigástrica em veia da região (Fig. 8-50).

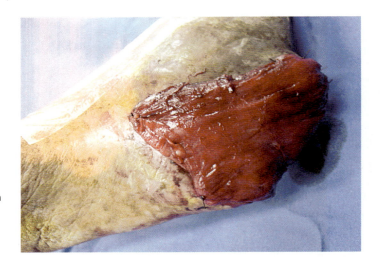

Fig. 8-50. Aspecto do revestimento muscular, com anastomose da artéria epigástrica no enxerto anterior, e veia epigástrica em veia da região.

A área foi posteriormente revestida com enxerto livre de pele, demonstrando boa estabilidade em pós-operatório tardio (Fig. 8-51).

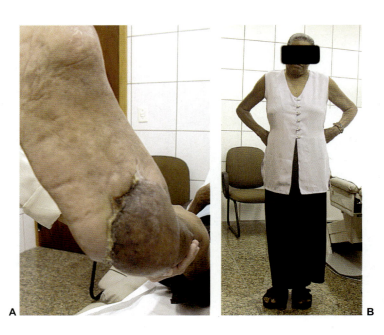

Fig. 8-51. (**A**) Aspecto final da cicatrização após enxerto de pele. (**B**) Paciente em pé, em uso de calçado especial.

CAPÍTULO 8 • AMPUTAÇÕES PARCIAIS DE PÉ

■ RELATO DE CASO 3

Paciente diabética, 63 anos, apresentando quadro intenso de neuropatia periférica, sem isquemia (pulsos distais palpáveis).

Apresentou-se na emergência com quadro de infecção, com grande quantidade de secreção purulenta e descompensação diabética. Foi submetida a debridamento de emergência e, posteriormente, a novos debridamentos para retirada de material necrótico. O aspecto, uma vez controlada a infecção, é demonstrado na Figura 8-52, com boa granulação, mas exposições tendínea e articular.

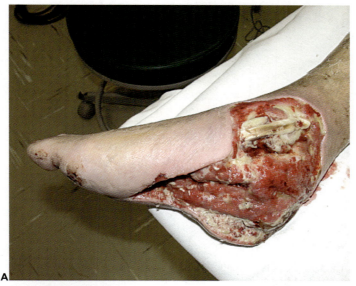

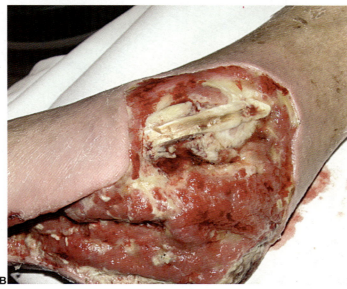

Fig. 8-52. (**A**) Aspecto do pé após vários debridamentos, demonstrando granulação, mas exposição tendínea e articular. (**B**) Visão aproximada.

Para o revestimento da exposição tendínea e articular utilizou-se retalho pediculado de segmento do músculo sartório (Fig. 8-53).

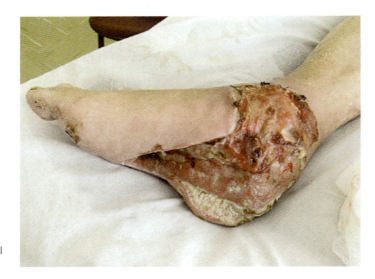

Fig. 8-53. Revestimento de área de exposição articular com retalho muscular pediculado do músculo sartório da coxa homolateral (seta).

Após evolução, a área foi finalmente recoberta com enxerto livre de pele, chegando à cicatrização (Fig. 8-54).

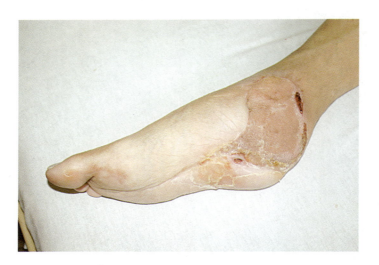

Fig. 8-54. Aspecto do pé após integração de enxerto livre de pele.

CAPÍTULO 9

Tratamento das Diferentes Estruturas

■ INTRODUÇÃO

Da história das amputações, há relatos de como elas eram realizadas nas embarcações piratas: torniquete era passado e as partes moles cortadas em conjunto de um só golpe, com faca de curvatura especial; o fêmur era circundado por peça de madeira articulada, para a retração das partes moles, e seccionado; os tecidos eram cauterizados em conjunto, e estava concluída a operação.

Os sobreviventes, protetizados com pilões, imortalizaram a imagem dos piratas. Entretanto, é de supor que muitos casos não tivessem evolução satisfatória com esta técnica cirúrgica rudimentar.

Até os dias de hoje, mesmo com o advento da anestesia, a idéia da velocidade da operação é associada à destreza cirúrgica. As amputações são realizadas, às vezes, como nos tempos antigos, e as diferentes estruturas não são tratadas adequadamente. Weiss, em 1971, referia a necessidade de revisões cirúrgicas em cerca de 60% dos pacientes amputados que buscavam reabilitação, devido a problemas no coto de amputação. Ressaltava-se a importância de as operações serem realizadas dentro de princípios fisiológicos e reconstrutivos para a melhor evolução dos pacientes.

O tratamento das diferentes estruturas durante as amputações será discutido a seguir.

■ PELE

A pele de forma ideal deve ser retalho da própria região, com boa vascularização e inervação, e camada própria de subcutâneo que garanta mobilidade normal, sem aderência aos planos profundos. A condição de suportar carga e, portanto, o peso do corpo seja diretamente no solo dentro do calçado ou dentro do aparelho protético, é sempre desejável.

O traçado dos retalhos de pele é discutido para cada nível específico, levando em consideração a função e vascularização, o que é crítico para doentes vasculares.

Em algumas situações a não cicatrização e aparecimento de áreas de necrose de pele devem-se à manipulação cirúrgica grosseira e descolamentos desnecessários. E a Figura 9-1 exemplifica esta condição.

A utilização de pele de outras regiões para o revestimento de amputações é controversa. Apesar de enxertos de pele representarem cobertura inferior à de pele da região, seu uso criterioso pode trazer benefícios em termos de preservação de comprimento e articulações. O exemplo que se segue é significativo.

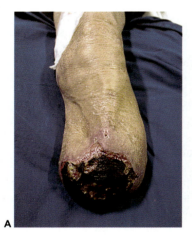
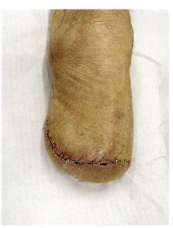

Fig. 9-1. (**A**) Necrose da região anterior do retalho de pele em coto de amputação transtibial. (**B**) Mesmo paciente anterior após revisão para nível imediatamente superior, mostrando boa evolução. O motivo da primeira complicação provavelmente foi descolamento excessivo do retalho anterior. A condição geral de irrigação do coto era satisfatória, como demonstra a cicatrização após a revisão.

CAPÍTULO 9 • TRATAMENTO DAS DIFERENTES ESTRUTURAS

■ RELATO DE CASO

A paciente, criança de 9 anos de idade, durante processo infeccioso sistêmico, apresentou quadro de necrose de extremidades (Fig. 9-2A). Apesar da extensão da gangrena, a articulação do joelho esquerdo foi preservada, e grande área cruenta foi revestida com enxerto livre de pele (Fig. 9-2B e C). A evolução após 11 anos de seguimento mostra cobertura de pele estável, e a paciente em uso regular de prótese para amputação transtibial (Fig. 9-2D).

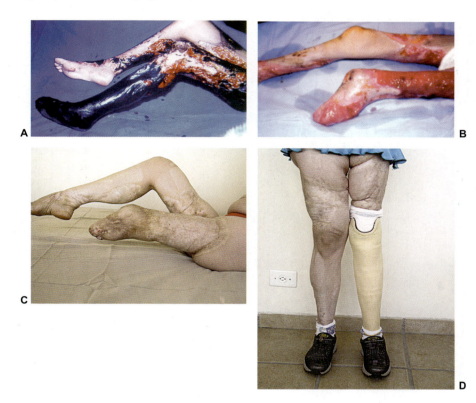

Fig. 9-2. (**A**) Gangrena de extremidade por doença arterial transinfecciosa. (**B**) Aspecto após amputação transtibial e debridamento. (**C**) Áreas cobertas por enxerto de pele, em avaliação pós-operatória tardia (11 anos de evolução). (**D**) Paciente em uso regular de prótese para amputação transtibial.

Na planta dos pés, particularmente em regiões de apoio, enxertos de pele são, em princípio, contra-indicados. A Figura 9-3 ilustra amputação parcial de pé revestida com enxerto livre e ulceração recorrente.

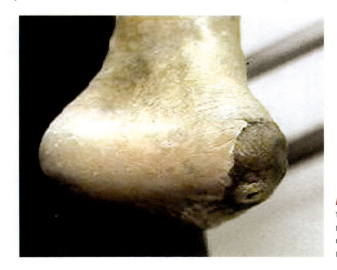

Fig. 9-3. Amputação transmetatarsiana proximal revestida com enxerto livre de pele, mostrando ulceração recorrente.

Enxertos plantares são duráveis em áreas não submetidas à carga. Os casos das Figuras 9-4 e 9-5 ilustram estas condições.

Fig. 9-4. (**A**) Paciente apresentando amputação parcial de pé, demonstrando áreas enxertadas fora de região de carga. (**B**) Palmilha de polietileno expandido. (**C**) Pé adaptado à palmilha. Acompanhamento por 20 anos com quadro estável.

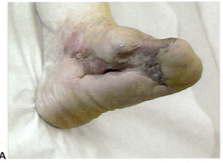
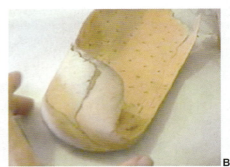
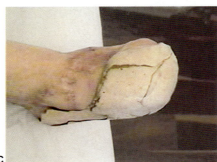

Fig. 9-5. (**A**) Paciente apresentando amputação de dedos 2º e 3º e pele enxertada na região do cavo plantar e antepé. Notam-se úlceras na transição entre a pele da região e o enxerto. (**B**) Acompanhamento após quatro anos de evolução. Pé manteve-se estável com palmilhas de distribuição de pressão. Presença de calosidades na região correspondente às cabeças de 1º e 5º metatarsos.

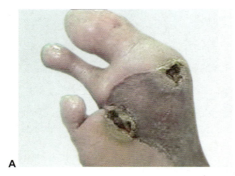
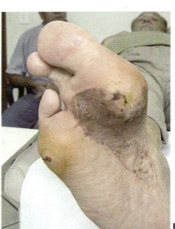

Retalhos musculares utilizados em região plantar podem ser revestidos por enxerto de pele. Apesar de sujeitos a complicações, casos de cobertura estável por vários anos têm sido observados (Fig. 9-6).

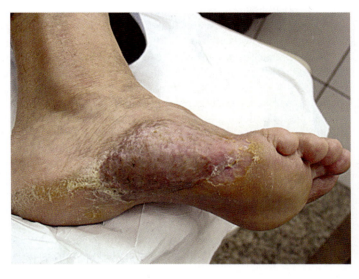

Fig. 9-6. (Pé anterior) Região lateral do pé revestida por retalho muscular do reto abdominal, revestido por enxerto de pele. Observa-se estabilidade do retalho em acompanhamento por cinco anos.

Retalhos pediculados, transplantados com técnica microcirúrgica, também têm sido utilizados para o revestimento de cotos de amputação. Seu uso aumenta a possibilidade de conservação de comprimento (Fig. 9-7).

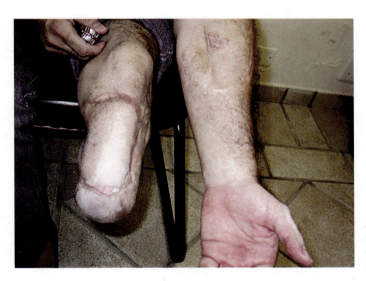

Fig. 9-7. Paciente com revestimento de coto de amputação transtibial a partir de retalho do antebraço.

■ MUSCULATURA

A musculatura tem duas funções principais no coto de amputação: movimentar o membro residual e revestir as superfícies ósseas. Para estas duas funções, a fixação muscular adequada deve ser planejada.

Considerações particulares podem ser feitas para cada um dos níveis de amputação maior do membro inferior.

Nas amputações do retropé, a inserção de tendões auxilia a manter os movimentos de flexões plantar e dorsal. Marquadt propõe técnica para este procedimento. Nas amputações transtibiais, o revestimento da tíbia é o aspecto importante. Na técnica que utiliza o retalho miocutâneo do gastrocnêmio, isto é obtido com a fixação da aponeurose posterior deste grupo muscular à aponeurose anterior pré-tibial. Os músculos solear e tibial posterior são cortados rente à tíbia, para facilitar esta manobra. Na desarticulação do joelho, a fixação do ligamento patelar ao cruzado auxilia o fechamento posterior da cápsula articular. A necessidade desta fixação para garantir a ação muscular é questionável. Nas amputações transfemorais, pelo menos parte da musculatura deve ser inserida ao fêmur. Isto pode ser obtido com a sutura dos músculos posteriores ao periósteo anterior, e o grupo do quadríceps a este prefixado. Gotschalk propõe a inserção do adutor magno ao fêmur, mas sua eficácia funcional é discutível. Nas desarticulações do quadril o revestimento do acetábulo deve ser planejado, o que é feito com a aproximação dos músculos quadrado femoral e psoas. A musculatura glútea provê a cobertura.

Deixar musculatura em excesso é erro comum na prática das amputações. Há prejuízo funcional da manutenção de músculos redundantes e dificuldades para a adaptação protética. A Figura 9-8 ilustra esta situação.

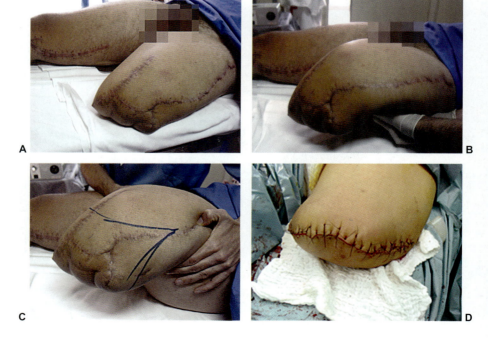

Fig. 9-8. (**A**) Paciente em decúbito dorsal horizontal, com amputação transfemoral.
(**B**) Observam-se com o membro erguido o limite do fêmur e o excesso de musculatura.
(**C**) Marcados os retalhos de pele da revisão cirúrgica.
(**D**) Aspecto final da operação com fixação muscular.

CAPÍTULO 9 • TRATAMENTO DAS DIFERENTES ESTRUTURAS

■ NERVOS

A formação de neuroma após a secção de nervo é inevitável. Os neuromas sintomáticos são aqueles que ficam aderentes a cicatrizes, ou superficiais, perto de regiões de apoio. A ilustração da Figura 9-9 demonstra neuroma removido de coto de amputação.

Como nenhuma manobra cirúrgica descrita para abolir os neuromas é eficiente, a recomendação para que não causem transtornos é deixá-los longe de cicatrizes e de regiões de pressão na prótese, acolchoados, de preferência entre massas musculares.

O princípio para este tratamento é a identificação do nervo em seu trajeto anatômico, liberação e secção proximal, após tração suave ou ligadura para hemostasia nos troncos maiores.

A identificação do neuroma nas operações de revisão, em caso de sintomas que a justifiquem, nem sempre é fácil. A abordagem proximal do tronco nervoso que se julgue seja responsável pelo neuroma, por incisão separada, pode ser opção de tratamento.

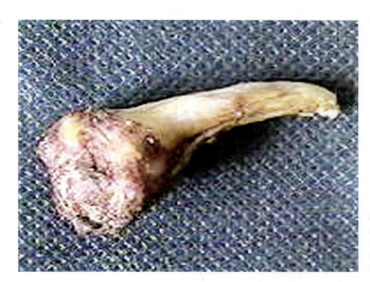

Fig. 9-9. Neuroma de coto de amputação. Esta massa neural era aderente à cicatriz de amputação de membro superior.

■ VASOS SANGUÍNEOS

A hemostasia é feita com a identificação e ligadura dos feixes arteriovenosos principais.

Apesar de não haver contra-indicações ao uso de garroteamento do membro para a realização de amputações decorrentes de doença vascular, este não é habitualmente utilizado, a não ser que manobras especiais tenham de ser praticadas. Durante a operação sob o torniquete, é comum a secção de vasos que não são ligados de imediato, e posteriormente podem gerar hematomas após a liberação do garrote.

Os ossos podem necessitar cauterização de alguma artéria principal, ou tamponamento do paciente até sua coagulação. O uso de cera de osso, apesar de difundido, não é recomendado.

Existem problemas específicos relacionados aos feixes vasculares nas amputações realizadas por doença arteriais. Explorações cirúrgicas prévias para as tentativas de revascularização podem evoluir com complicações. Infecções e deiscências podem modificar o planejamento de retalhos e a tática operatória. Substitutos vasculares, particularmente os sintéticos, têm de ser removidos para evitar perpetuação de processo infeccioso e a formação de trajetos fistulosos. A Figura 9-10 exemplifica esta situação.

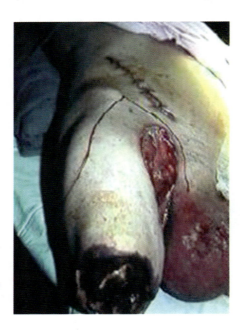

Fig. 9-10. Paciente que se apresenta com isquemia e necrose de extremidade de coto de amputação transfemoral. Nota-se deiscência na região inguinal, em área de exploração arterial prévia. Observa-se na pele o traçado modificado de incisões para a realização da desarticulação do quadril.

CAPÍTULO 9 ♦ TRATAMENTO DAS DIFERENTES ESTRUTURAS

■ OSSOS

Nas amputações o osso deve ser cortado de forma a permitir a cobertura por partes moles. A serra de Gigli é adequada para a secção óssea, mas serras elétricas ou pneumáticas, quando disponíveis, podem tornar o manuseio das estruturas mais delicado. O uso deste equipamento pode facilitar também o arredondamento de arestas ósseas. A mobilização excessiva de retalhos é evitada, para não comprometer a irrigação.

Complicações ósseas são freqüentes em cotos de amputação e às vezes negligenciadas. Trajetos fistulosos na pele em continuidade com o osso caracterizam osteomielite. Revisão cirúrgica é indicada. A seqüência de ilustrações da Figura 9-11 exemplifica um destes casos.

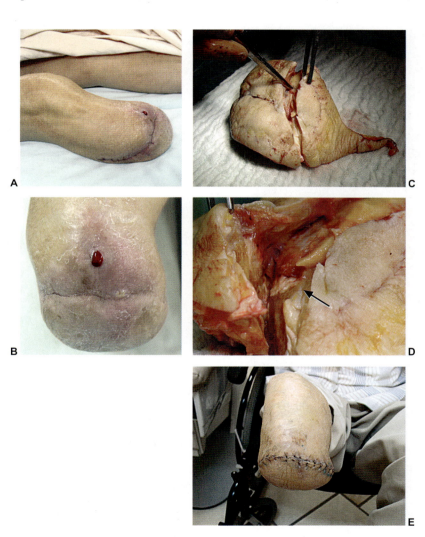

Fig. 9-11. (**A**) Paciente amputado transtibial, apresentado trajeto fistuloso com saída de secreção purulenta. (**B**) Em visão aproximada, nota-se que toda a extremidade apresenta-se congesta, com outros pontos de supuração. (**C**) Aspecto da peça removida na revisão cirúrgica realizada (ressecção em cunha). (**D**) Em visão aproximada, observa-se além do comprometimento ósseo, espícula pontiaguda da tíbia (seta), presente desde a operação inicial. (**E**) Aspecto do coto cicatrizado após operação de revisão.

Em relação às técnicas de tratamento ósseo, Eartl, em 1949, descreveu para as amputações transtibiais a fusão entre a tíbia e a fíbula, através de ponte osteoperiosteal. O objetivo é conferir estabilidade à parte distal do coto, e eventual suporte terminal do peso do corpo. A operação demonstrando a fusão entre a tíbia e a fíbula é ilustrada na Figura 9-12.

As vantagens deste procedimento são difíceis de quantificar, e devido à necessidade de maior mobilização de partes moles, não é recomendável em doentes vasculares. Em adultos jovens, ou crianças, principalmente considerando que nestas o crescimento ósseo no pós-operatório tardio é problemático, pode ser de utilidade.

A principal desvantagem deste procedimento é o sacrifício de comprimento. Amputações transtibiais distais, resultando em membros residuais mais longos, apesar de controversas, são funcionais e estáveis a longo prazo.

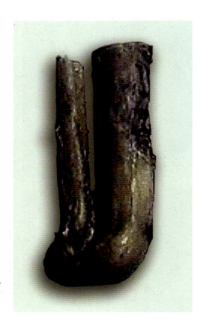

Fig. 9-12. Ponte osteoperiosteal entre a tíbia e a fíbula como proposta por Eartl.

CAPÍTULO 10
Desarticulação do Tornozelo

James Syme, em 1843, publicou no Jornal Médico Mensal de Edinburgo o artigo "Amputação na articulação do tornozelo". Este nível tornou-se clássico na prática cirúrgica.

George Murdoch, cirurgião também da Escócia, e que teve expressiva atuação no campo das amputações e como diretor do Centro de Reabilitação em Dundee, em 1978, publicou histórico que ilustra não só o nível de amputação proposto por seu compatriota, mas interessantes facetas da história da Medicina. Segundo Murdoch, Syme, nos casos de fraturas e luxações expostas do retropé, condição de alta letalidade na época, praticava a desarticulação mediotársica que havia aprendido com Chopart, após visita a Paris em 1822.

Para os casos com envolvimento do tálus e calcâneo, propôs a amputação através da articulação do tornozelo. O relativo sucesso de ambas as técnicas, como pode atualmente ser analisado, se devia ao princípio de desarticulação e da barreira contra infecções proporcionada pela cartilagem articular, em oposição ao da secção através do osso com exposição medular. Pouco antes de Syme, Bauden, em 1842, havia descrito também a desarticulação tibiotársica, entretanto utilizando o revestimento cutâneo do dorso do pé, o que ocasionou resultados menos favoráveis que o procedimento de Syme, que utilizava para revestimento o coxim fibroelástico da pele plantar do calcanhar.

Em relação à técnica operatória, Syme descreve que após a retirada do tálus e calcâneo, realizava a secção dos maléolos rente à cúpula da articulação do tornozelo. Em um dos casos descritos em sua série inicial, foi feita apenas a desarticulação dos ossos do tarso, sem secção óssea dos maléolos.

Ao longo do tempo, desde a descrição inicial, o nível de secção óssea foi sendo praticado em níveis variados. Alguns autores descrevem o corte ósseo na região distal da tíbia, acima da cartilagem articular. Deste modo, a operação é caracterizada como amputação transtibial. Este aspecto tem desvantagens por necessitar maior mobilização do retalho de pele para sua realização, o que pode ser crítico em pacientes isquêmicos, e por diminuir a capacidade de descarga do peso do corpo na extremidade distal. Entretanto, pode trazer alguns benefícios. Uma das complicações descritas na evolução tardia da amputação de Syme é a instabilidade do retalho plantar. A mobilidade do coxim do calcanhar pode impedir o apoio distal eficiente. Esta mobilidade pode ser aumentada pela manutenção da cartilagem articular, e nos casos em que é feita a secção óssea metafisária a aderência do retalho plantar pode ser melhor. Na modalidade original, segundo relato de Söderberg *et al.*, 2001, também em revisão histórica, o corte ósseo é realizado rente à cúpula articular, para remover os maléolos e tornar a superfície de apoio plana e paralela ao solo e permitir a descarga do peso do corpo. A cartilagem articular é mantida, segundo a descrição desses autores, na área aproximada da moeda de "um penny" da época (aproximadamente 2 cm de diâmetro). Devido a estes aspectos, a normatização proposta para a denominação da amputação de Syme, segundo Van der Meij, em 2001, é a de desarticulação do tornozelo.

Seguindo o princípio da prática da desarticulação do tornozelo, Wagner, em 1977, propôs a realização da operação de Syme em dois tempos. No primeiro tempo, pratica-se a desarticulação do tornozelo, deixando os maléolos intactos, para serem retirados posteriormente num segundo tempo. Desta forma, a primeira operação é realizada com menor mobilização e descolamento de retalhos, mantendo a superfície articular, o que pode ser importante nos casos infecciosos.

Para que a cicatrização possa ocorrer na desarticulação do tornozelo, assim como para qualquer outro nível de amputação, a irrigação arterial tem de ser suficiente. Na amputação de Syme este aspecto é relevante devido ao retalho plantar longo do calcanhar. Se a artéria tibial posterior não estiver patente e for preservada, dificilmente ocorrerá a cicatrização. Portanto, esta operação tem maior probabilidade de sucesso em casos cuja indicação se deve a complicações no pé devido à neuropatia periférica, sem isquemia e com pulsos distais presentes, ou em pacientes nos quais a revascularização tenha eficientemente restaurado o pulso tibial posterior.

■ TÉCNICA CIRÚRGICA

Na operação como descrita por Syme, a incisão dorsal se inicia no extremo distal do maléolo externo e cruza a face anterior do tornozelo até a ponta do maléolo medial. A incisão plantar une os pontos finais da incisão dorsal, sendo realizada com ligeira convexidade em direção aos dedos, e preservando toda a área de apoio do calcâneo (Figura 10-1).

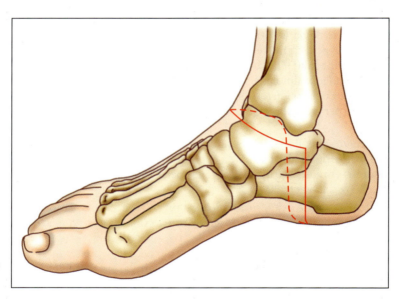

Fig. 10-1. Aspecto do traçado das incisões da pele e do nível de secção óssea como proposto por Syme.

Dorsalmente, a incisão é aprofundada, seccionado-se os tendões extensores. O feixe neurovascular tibial anterior é identificado, sendo os vasos ligados e o nervo cortado para se retrair proximalmente. A safena interna é ligada, e o nervo safeno interno, seccionado após tração.

O pé é fortemente mantido em flexão plantar, e são seccionados a cápsula articular anterior, medialmente, o ligamento deltóide e, lateralmente, o talofibular. Para se aumentar a posição eqüina do pé e se prosseguir na dissecção posterior, o tálus é tracionado para baixo, sendo útil nesta manobra afastador em gancho. A dissecção prossegue subperiostealmente com bisturi, rente ao osso para evitar lesões de partes moles, sendo que o tendão do calcâneo é seccionado de sua inserção no calcanhar nesta fase (Figs. 10-2 e 10-3).

CAPÍTULO 10 ♦ DESARTICULAÇÃO DO TORNOZELO

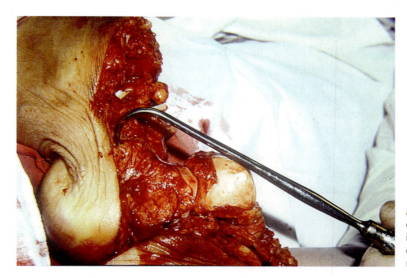

Fig. 10-2. O tálus e o calcâneo são tracionados inferiormente para permitir a dissecção subperiosteal do retalho plantar.

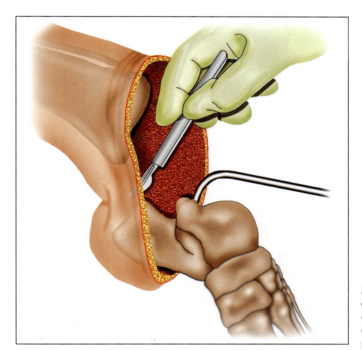

Fig. 10-3. Aspecto esquemático da dissecção do calcâneo do coxim plantar com o bisturi mantido próximo ao plano ósseo.

A flexão plantar é progressivamente aumentada e prossegue-se a dissecção posterior até se encontrar com a incisão plantar, sendo o calcâneo totalmente separado de seu revestimento. O coxim fibroelástico do calcanhar constituído de pele e subcutâneo é mantido intacto. Os demais tendões visíveis são seccionados. Os vasos tibiais posteriores não são dissecados, sendo o sangramento controlado na borda do retalho. A integridade da artéria tibial posterior é fundamental para a manutenção da vitalidade do retalho. Após a desarticulação do pé, os maléolos devem ser ressecados.

Nesta fase, os maléolos devem ser removidos. Este tempo é feito através de dissecção delicada com bisturi, separando a fáscia e o periósteo, para permitir a secção óssea. Esta pode ser feita com formão, de forma biselada, ou com serra oscilatória. Parte central da cartilagem articular é mantida. O esquema da Figura 10-4 demonstra esta etapa da operação.

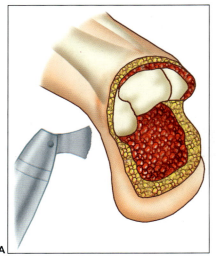
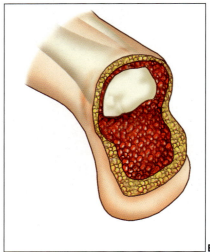

Fig. 10-4. (**A**) Após a retirada do tálus e calcâneo, os maléolos devem ser seccionados. (**B**) Secção dos maléolos, em forma biselada proximal. A tíbia é aparada, deixando-se parte da superfície articular.

O aspecto após a retirada da peça e secção dos maléolos é demonstrado na Figura 10-5. Devido ao espaço morto representado pela área de descolamento do tálus e calcâneo é recomendável a colocação de drenagem por aspiração na região do retalho do coxim do calcanhar. A sutura dos tendões extensores à parte interna do retalho plantar diminui este espaço.

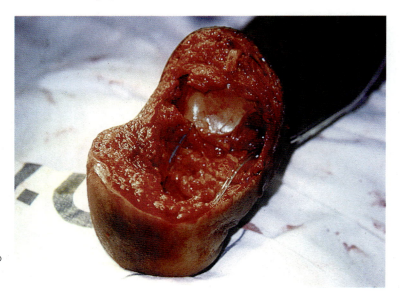

Fig. 10-5. Aspecto após secção dos maléolos, com preservação da superfície articular e dreno de aspiração posicionado no retalho do calcâneo.

CAPÍTULO 10 ◆ DESARTICULAÇÃO DO TORNOZELO

Exemplo de indicação e o aspecto final da operação são exemplificados na Figura 10-6.

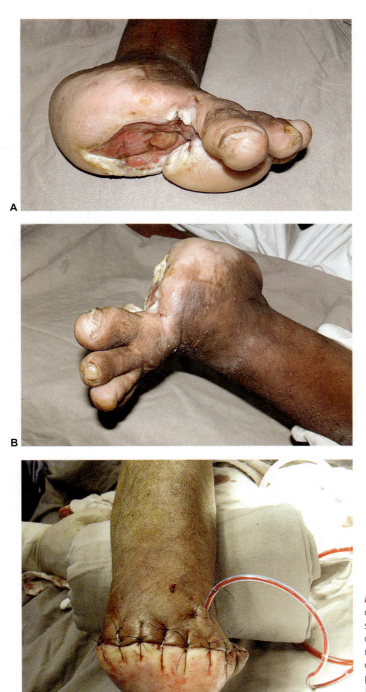

Fig. 10-6. (**A**) Aspecto inicial do pé de paciente com seqüela neurológica decorrente de meningomielocele. (**B**) Visão dorsal. (**C**) Aspecto pós-operatório imediato da amputação de Syme, com dreno de aspiração exteriorizado por contra-abertura.

■ CONSIDERAÇÕES GERAIS

A amputação de Syme, sendo feita com a conservação de parte da pele plantar, que reveste a porção distal da tíbia, permite o suporte do peso do corpo diretamente em sua extremidade. Entretanto, devido à remoção do tálus e calcâneo, produz encurtamento do membro em relação ao outro lado. Mesmo assim, pacientes conseguem caminhar distâncias curtas sem aparelhamento, ou caminhar com sistemas caseiros simples de acolchoamento e compensação da diferença de altura (Figura 10-7).

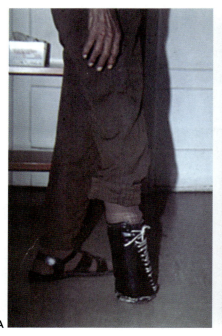
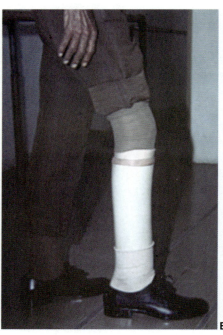

Fig. 10-7. (**A**) Paciente com amputação de Syme, demonstrando capacidade de deambulação com sistema caseiro simples, feito de couro e sola de borracha. (**B**) Mesmo paciente utilizando prótese.

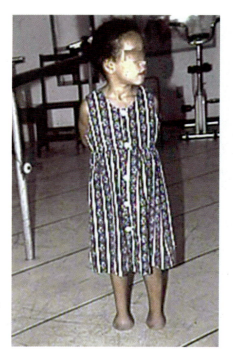

Esta característica de suporte de carga na extremidade do coto de amputação (apoio terminal) fica ainda mais evidente no exemplo da Figura 10-8. Trata-se de criança que, devido a deformidades congênitas, foi submetida à amputação de Syme bilateralmente. Mesmo sem aparelhamento observam-se capacidade de apoio e marcha não assistida.

Fig. 10-8. Paciente com amputação de Syme bilateral, mostrando condição de apoio terminal, e deambulação mesmo sem aparelhamento ortopédico.

CAPÍTULO 11

Amputação Transtibial

O termo amputação transtibial é proposto em substituição à amputação abaixo do joelho, ou amputação da perna, que ainda é coloquialmente utilizado.

De fato, amputação abaixo do joelho inclui também as parciais do pé, e amputação de perna não define adequadamente que região do membro inferior foi removida, portanto a nova denominação é anatomicamente mais adequada. Entretanto, amputação abaixo do joelho tem o mérito de chamar a atenção para o fato de que esta articulação é preservada no procedimento.

A manutenção mesmo de curtos segmentos funcionais da tíbia e o movimento articular com o fêmur trazem importantes vantagens. Para pacientes geriátricos, é o aspecto mais relevante da reabilitação. Pedersen, em 1968, em trabalho chamado "O problema do amputado geriátrico" faz comentário a este respeito: "*It is apparent that the current problem of the geriatric amputee is not primarily one of prosthetic components, prosthesis design, fitting and alignment, or gait training. The current problem of the geriatric is preservation of the knee joint*". (É aparente que o problema corrente do amputado geriátrico não é primariamente o de componentes protéticos, desenho das próteses, adaptação e alinhamento, ou treino de marcha. O problema corrente do amputado geriátrico é a preservação da articulação do joelho).

Sob o ponto de vista de condição circulatória, assim como revascularizações são indicadas para a preservação do pé e da articulação do tornozelo, também são justificáveis para a conservação do joelho. Podem ser realizados procedimentos endovasculares ou operações cirúrgicas convencionais, tanto no território aortoilíaco como femoropoplíteo. A Figura 11-1 exemplifica caso de paciente no qual foi realizada revascularização femoropoplítea por isquemia, no segmento da artéria poplítea infragenicular do coto de amputação.

Genericamente, amputações transtibiais podem ser realizadas em qualquer região deste osso na perna. A representação esquemática dos diferentes níveis de amputação possíveis na região tibial é mostrada nas Figuras 11-2 e 11-3.

Fig. 11-1. Controle arteriográfico de enxerto femoropoplíteo realizado para isquemia de coto de amputação. (**A**) Tomada proximal. (**B**) Parte intermediária do enxerto. (**C**) Parte distal demonstrando anastomose na artéria poplítea do coto de amputação.

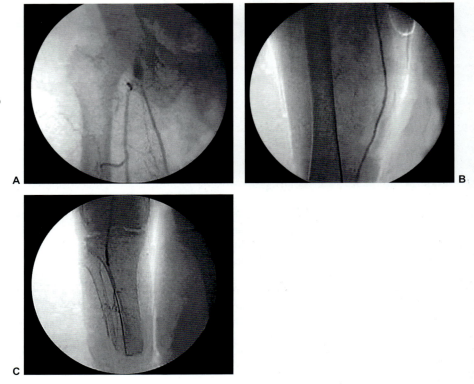

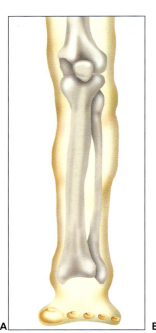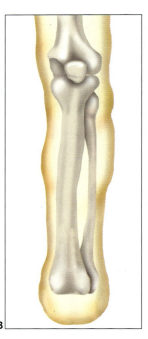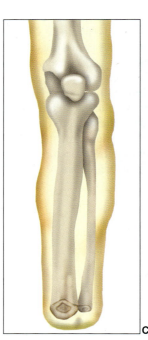

Fig. 11-2. (**A**) Representação do membro íntegro. (**B**) Amputação de Syme. (**C**) Amputação transtibial distal.

CAPÍTULO 11 ◆ AMPUTAÇÃO TRANSTIBIAL

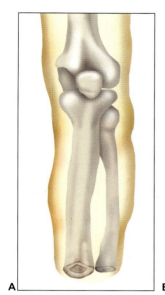
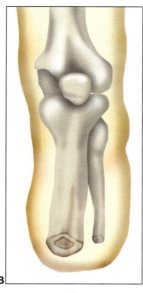
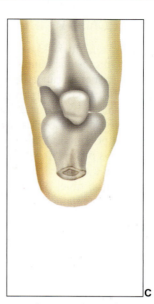

Fig. 11-3. (**A**) Amputação no 1/3 médio da tíbia. (**B**) Amputação no 1/3 proximal. (**C**) Limite proximal de secção da tíbia, com remoção total da fíbula.

■ TÉCNICA CIRÚRGICA

Bickel, em 1943, publicou a técnica operatória com o uso do retalho posterior longo, miofasciocutâneo, que foi posteriormente popularizado por Burgess (1968).

A maneira prática de marcar este retalho posterior longo foi delineada por Sanders, em 1977. Moore, em 1972, publicou descrição que detalha esquematicamente a seqüência técnica, que delineia a melhor forma de proceder esta operação. A secção do membro acontece da região anterior para posterior, com o paciente em decúbito dorsal horizontal. A osteotomia da tíbia e fíbula antecede a abordagem dos feixes e estruturas posteriores. Esta seqüência técnica é demonstrada a seguir.

Para a marcação do traçado das incisões da pele, marca-se a circunferência do membro no nível de secção proposto com fio de sutura. Auxiliado pelo fio, desenham-se os retalhos anterior (2/3) e posterior (1/3) (Fig. 11-4).

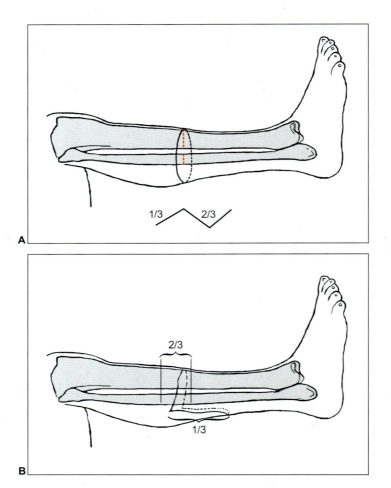

Fig. 11-4. (**A**) No nível proposto de secção óssea, é medida a circunferência do membro com fio de sutura. Este é dividido em terços, como representado na parte inferior. (**B**) Auxiliado pelo fio, desenham-se os retalhos anterior (2/3) e posterior (1/3).

CAPÍTULO 11 ♦ AMPUTAÇÃO TRANSTIBIAL

Após delineado o traçado do retalho de pele, a operação é realizada com a secção da pele e subcutâneo. Elementos superficiais, como a veia safena e o nervo safeno, são dissecados e tratados nesta fase. A veia é cortada após ligadura simples, e o nervo seccionado após tração suave para que se retraia proximalmente (Fig. 11-5).

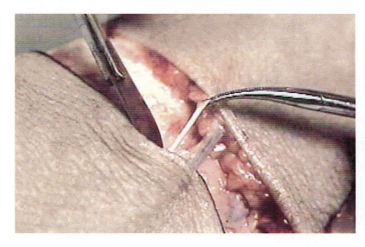

Fig. 11-5. Fotografia ilustrando o nervo safeno, que está sendo tracionado distalmente, e cortado proximalmente para que retraia. A veia safena, também visível ao lado, ainda não foi tratada.

A incisão é aprofundada anteriormente, abrindo-se a aponeurose e o periósteo da tíbia. A musculatura da loja tibial anterior é seccionada, o que pode ser observado na Figura 11-6.

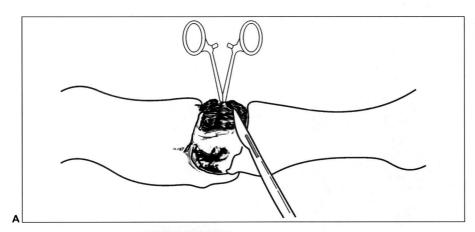
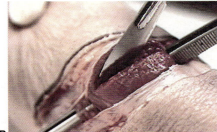

Fig. 11-6. (**A**) Desenho esquemático demonstrando a incisão da musculatura tibial anterior, sendo facilitada pela colocação de instrumento cirúrgico posterior. (**B**) Foto ilustrativa deste tempo operatório.

Após a secção da musculatura extensora da loja tibial anterior, o feixe vascular tibial anterior é exposto e tratado. Artéria e veias ligadas com ligadura simples. O nervo seccionado após tração suave. A Figura 11-7 ilustra este tempo.

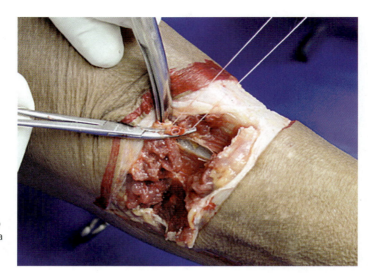

Fig. 11-7. Após a incisão da musculatura tibial anterior, o feixe é tratado. Na fotografia pode se observar a artéria tibial anterior sendo ligada.

A operação prossegue com a incisão da musculatura fibular. A exposição do nervo fibular superficial é obtida nesta fase (Fig. 11-8). O nervo é tratado de maneira habitual, sendo seccionado após tração suave.

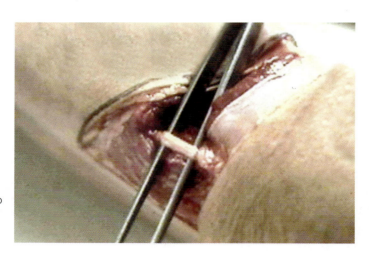

Fig. 11-8. Exposição do nervo fibular superficial, que se encontra reparado por instrumento cirúrgico.

A operação prossegue com a secção da fíbula, que pode ser feita com serra de Gigli, ou serras oscilatórias elétricas ou pneumáticas (Fig. 11-9). Segmento da fíbula pode ser retirado nesta fase para facilitar a exposição de outros elementos.

A secção da tíbia é feita em seguida nesta padronização técnica. Para tanto, cria-se espaço por baixo da tíbia, o que é facilitado pelo fato de o feixe tibial anterior já ter sido ligado e os músculos da loja tibial anterior seccionados, assim como a fíbula e a musculatura lateral.

CAPÍTULO 11 ♦ AMPUTAÇÃO TRANSTIBIAL

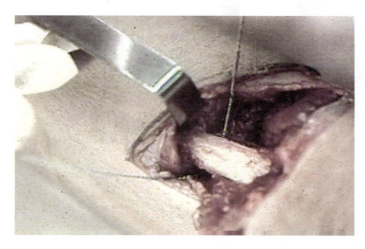

Fig. 11-9. Secção da fíbula com serra de Gigli.

Pode-se utilizar a serra de Gigli para o corte da tíbia, ou serras elétricas ou pneumáticas. O descolamento da pele e aponeurose anterior sobre a tíbia correspondendo à área que deve permanecer no membro residual deve ser mínimo, para evitar sofrimento isquêmico. O esquema da Figura 11-10A e B ilustra este tempo.

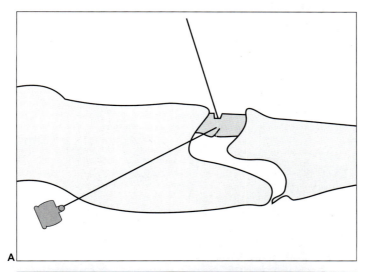

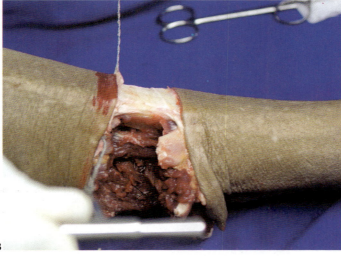

Fig. 11-10. (**A**) Esquema demonstrando a secção da tíbia com a serra de Gigli. (**B**) Foto deste tempo cirúrgico. A pele da região anterior da tíbia na parte residual do membro deve ser tratada delicadamente, com mínimo descolamento.

A osteotomia da tíbia é realizada prevendo suavizar o relevo final do coto. A tíbia é superficial, e se for cortada transversalmente, sua parte anterior, próxima à pele, fica pontiaguda.

Deste modo, recomenda-se que esta secção seja feita de forma biselada, para que o ângulo final não fique agudo. A Figura 11-11 demonstra o corte biselado da tíbia.

Prossegue-se com o descolamento do periósteo posterior em sentido distal, o que permite amplo acesso aos elementos posteriores (Fig. 11-12). Este tempo pode ser facilitado por retirada de segmento da tíbia.

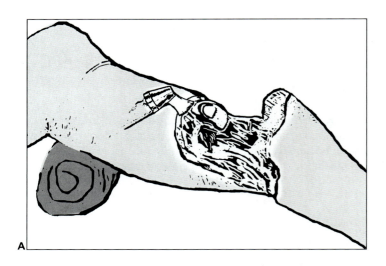

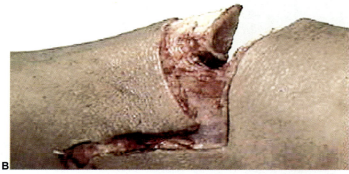

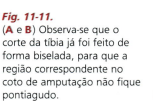

Fig. 11-11.
(**A** e **B**) Observa-se que o corte da tíbia já foi feito de forma biselada, para que a região correspondente no coto de amputação não fique pontiagudo.

CAPÍTULO 11 ♦ AMPUTAÇÃO TRANSTIBIAL

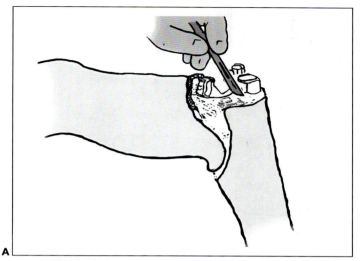

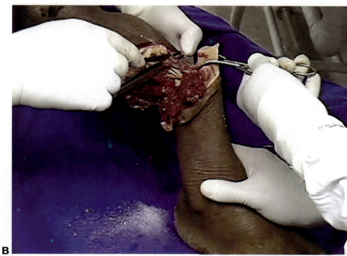

Fig. 11-12. (**A**) Desenho ilustrando o descolamento posterior do periósteo da tíbia. (**B**) Fotografia deste tempo operatório.

Com a secção do músculo tibial posterior, os feixes tibial posterior e fibular são expostos e tratados (Fig. 11-13). Os vasos são ligados, e o nervo tibial posterior também ligado, já que por ser mais calibroso, necessita hemostasia de seus vasos nutrientes.

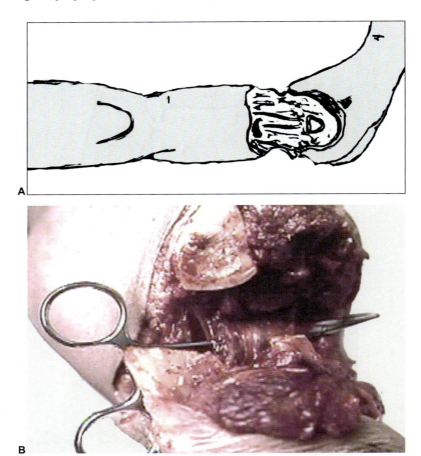

Fig. 11-13.
(**A**) Representação esquemática da exposição dos feixes fibular e tibial posterior, após a secção do músculo tibial posterior.
(**B**) Instrumento cirúrgico passado posteriormente aos elementos dos feixes. Com este acesso, podem ser tratados sob visão direta.

Com a tíbia já seccionada e os feixes ligados, o membro pode ser rodado e atinge posteriormente o nervo sural e a veia safena externa (Fig. 11-14). A veia é ligada, e o nervo, seccionado após tração suave.

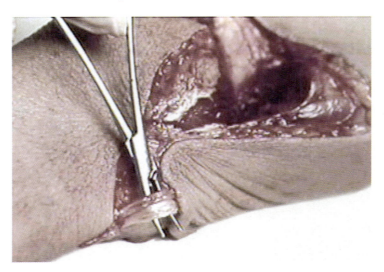

Fig. 11-14. Exposição na região posterior da perna do nervo sural e da veia safena externa.

O tratamento da tíbia é importante, para que fique com os bordos arredondados, e permita uso confortável de prótese. Este tempo cirúrgico pode ser realizado com limas ou serras oscilatórias (Fig. 11-15).

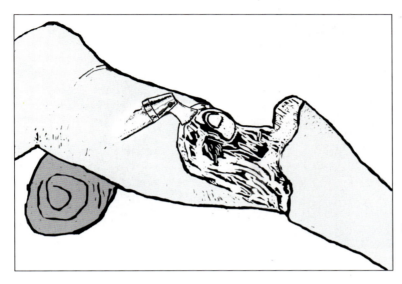

Fig. 11-15. Desenho demonstrando as arestas da tíbia sendo arredondadas por serra oscilatória.

O músculo solear é seccionado rente, sem excessos, e a musculatura do gastrocnêmio, cortada em bisel (Fig. 11-16).

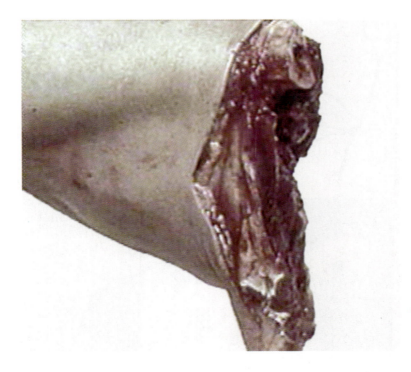

Fig. 11-16. Aspecto final com a peça retirada, e a musculatura posterior cortada sem excessos.

O músculo gastrocnêmio e aponeurose posterior são suturados à aponeurose anterior (Fig. 11-17).

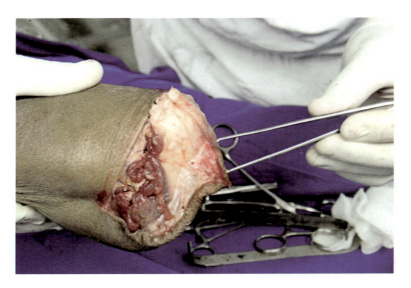

Fig. 11-17. Aspecto da musculatura posterior, suturada na aponeurose anterior revestindo a tíbia.

O aspecto final do membro residual após este tipo de operação é demonstrado na Figura 11-18.

Apesar de habitualmente ser recomendada a secção mais alta da fíbula, obtém-se bom resultado funcional com a secção no mesmo nível da tíbia.

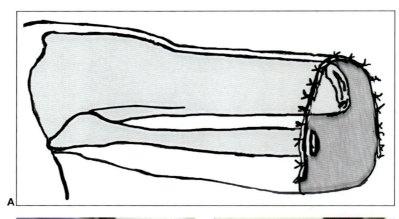

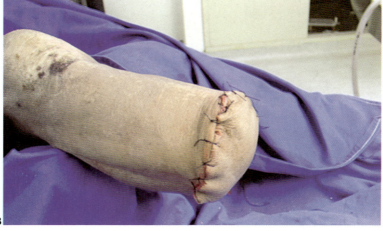

Fig. 11-18. (**A**) Esquema demonstrando aspecto final do coto de amputação. O formato final cilíndrico, sem áreas alargadas ou "orelhas", e excessos de partes moles, é ideal para a reabilitação rápida. (**B**) Fotografia do aspecto pós-operatório imediato.

CAPÍTULO 11 • AMPUTAÇÃO TRANSTIBIAL

■ CONSIDERAÇÕES GERAIS

O esforço para preservar a articulação do joelho justifica, em casos de não cicatrização primária, a revisão cirúrgica ainda em nível transtibial. O exemplo da Figura 11-19 ilustra esta situação.

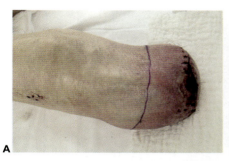
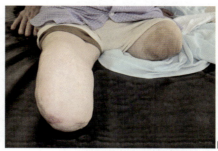
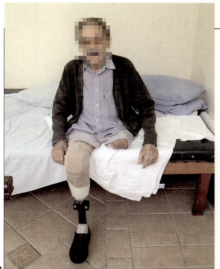
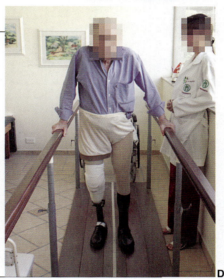

Fig. 11-19. (**A**) Paciente com DAOP, submetido à amputação transtibial proximal, que demonstra sinais de isquemia. Considerou-se a possibilidade de revisão ainda em nível transtibial, com ressecção da fíbula. Observa-se a marcação dos retalhos de pele. (**B**) Aspecto da operação cicatrizada. (**C**) Paciente em uso inicial de prótese. Lado oposto já era amputado em nível transfemoral. (**D**) Paciente iniciando reabilitação com duas próteses. Pela faixa etária, dificilmente este doente conseguiria este resultado se não fosse preservado o joelho direito.

O reconhecimento da importância da preservação de joelho tem estendido os limites proximais de preservação da tíbia. O exemplo da Figura 11-20 ilustra um destes casos.

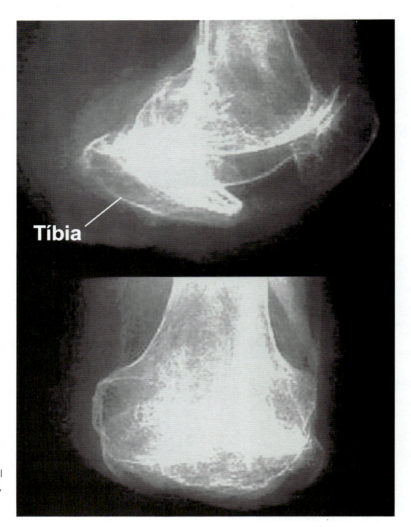

Fig. 11-20. Limite proximal de preservação da tíbia. Esta paciente usa prótese habitual para amputações transtibiais, com sistema suplementar de fixação.

Existem controvérsias quanto aos limites distais de manutenção da tíbia. A observação a longo prazo de pacientes com cotos longos tem mostrado que se princípios adequados de protetização forem observados, bons resultados são obtidos. Em alguns casos cotos longos permitem preservar a anastomose distal de enxertos vasculares. Níveis proximais obrigariam à ligadura destas anastomoses, com eventual sacrifício do nível transtibial. As Figuras 11-21 e 11-22 exemplificam casos de cotos longos transtibiais.

CAPÍTULO 11 ♦ AMPUTAÇÃO TRANSTIBIAL

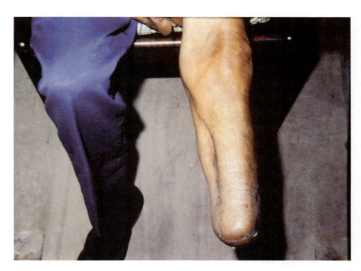

Fig. 11-21. Paciente com amputação transtibial distal, mostrando estabilidade do coto em seguimento tardio.

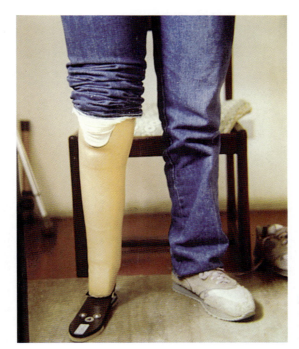

Fig. 11-22. Outro exemplo de estabilidade de coto transtibial distal. Prótese vestida.

# CAPÍTULO 12

Desarticulação do Joelho

A desarticulação de joelho é a operação cirúrgica que, sob o ponto de vista de nível de amputação, promove a retirada total da tíbia, mantendo o fêmur intacto. Adams, em 1886, descreve como esta operação era praticada por Hipócrates, e deve-se a Velpeau, em 1830, sua introdução na cirurgia moderna.

Tem vantagens em relação às amputações transfemorais. Anatomicamente, preserva o fêmur e sua inserção muscular, o que transforma o membro residual em forte braço de alavanca. Por manter a extremidade do fêmur e o revestimento cutâneo da região, permite a transferência do peso do corpo diretamente sobre a extremidade do coto de amputação.

Sob o ponto de vista cirúrgico, por não necessitar de secção óssea e envolver mais o corte de tendões e ligamentos do que massas musculares, a operação é menos dolorosa e hemorrágica que as amputações transfemorais. A característica anatômica do membro residual, com a porção terminal alargada, permite maior domínio e segurança na fixação da prótese ao corpo. Em crianças, a preservação da cartilagem de crescimento e a evolução sem o aparecimento futuro de espículas ósseas, o que é freqüente nas amputações metafisárias, constitui outra vantagem.

Apesar destes aspectos, estas operações são pouco praticadas em comparação a outras amputações maiores dos membros inferiores, em parte por desconhecimento, em parte por características que se colocam de forma antagônica às vantagens descritas anteriormente: por necessitar de retalhos de pele amplos para o revestimento sem tensão dos côndilos femorais, em alguns casos ainda permite a tentativa de amputação transtibial curta; o comprimento final do membro dificulta a acomodação do joelho protético e prejudica o resultado cosmético final da prótese.

Entretanto, pelas vantagens definidas das desarticulações de joelho, sua técnica deve ser conhecida, para que possa ser aplicada nos casos indicados.

■ TÉCNICA CIRÚRGICA

A incisão é iniciada pouco abaixo da interlinha articular, no ponto médio entre a região anterior e posterior do membro, de forma correspondente nas faces medial e lateral. Na região anterior, progride de forma arqueada até cerca de 2 cm abaixo da tuberosidade anterior da tíbia e, na região posterior, de modo a formar retalho praticamente igual em comprimento e formato (Fig. 12-1). Observe-se que, para tanto, o retalho posterior deve estender-se cerca de 5 a 6 cm a partir da prega poplítea. Este aspecto é importante para garantir o fechamento de pele sem tensão.

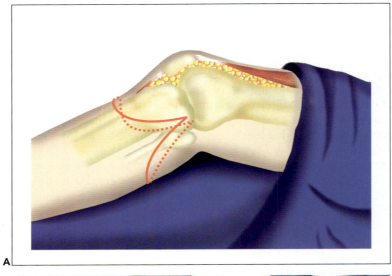

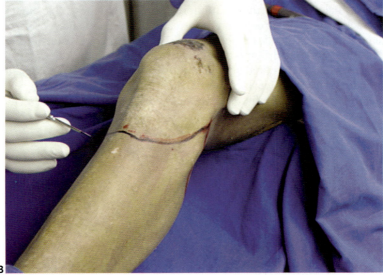

Fig. 12-1. (**A**) Esquema demonstrando o traçado da incisão de pele. Os retalhos anterior e posterior têm praticamente o mesmo comprimento. (**B**) Ilustração com o traçado das incisões. Observa-se que o limite do retalho anterior é cerca de 2 cm abaixo da tuberosidade anterior da tíbia.

CAPÍTULO 12 • DESARTICULAÇÃO DO JOELHO

Identifica-se na tela subcutânea a veia safena interna que é ligada. O nervo safeno é cortado após tração suave. A aponeurose é aberta, e inicia-se a liberação do ligamento patelar. Procura-se conservar o maior comprimento possível deste tendão, seccionando-o junto à sua inserção. Este posteriormente vai ser suturado ao ligamento cruzado e auxilia no fechamento da cápsula articular. Como sua desinserção diretamente pelo plano anterior é difícil, recomenda-se aprofundar a incisão medial da aponeurose. Introduzindo-se o bisturi de dentro para fora, pode-se completar a secção do tendão (Fig. 12-2).

Prossegue-se neste plano subaponeurótico rente à tíbia até lograr-se a abertura da cápsula articular.

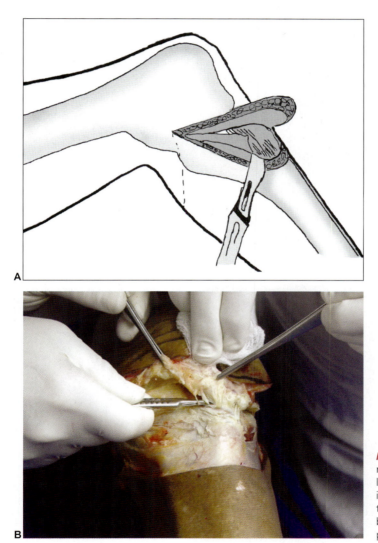

Fig. 12-2. (**A**) Esquema que representa a liberação do ligamento patelar de sua inserção. (**B**) Ilustração deste tempo cirúrgico. Observa-se o bisturi liberando o tendão patelar.

Aberta a cápsula articular, obtém-se acesso aos ligamentos cruzados. Pratica-se a secção dos ligamentos cruzados, rente à tíbia, para preservar seu comprimento, e dos ligamentos colaterais internos e externos. Após este tempo ocorre grande mobilidade distal da perna, o que facilita o restante da operação (Fig. 12-3).

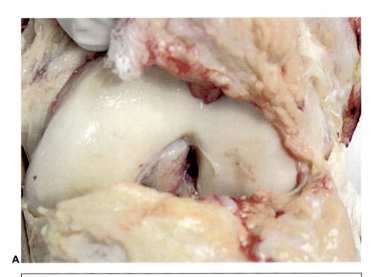

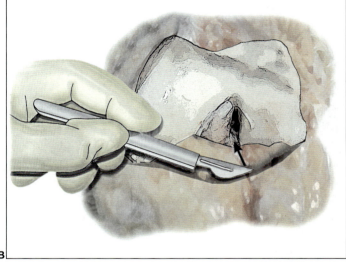

Fig. 12-3. (**A**) Aberta a cápsula articular, os côndilos femorais são expostos, e os ligamentos cruzados são visibilizados (seta). (**B**) Esquema que demonstra o corte do ligamento cruzado anterior. A secção dos ligamentos nesta fase permite ampla mobilização da articulação para as manobras posteriores da operação.

CAPÍTULO 12 ◆ DESARTICULAÇÃO DO JOELHO

Complementando a abertura da cápsula articular posterior, é possível acesso aos elementos do feixe poplíteo, que são tratados nesta fase (Fig. 12-4).

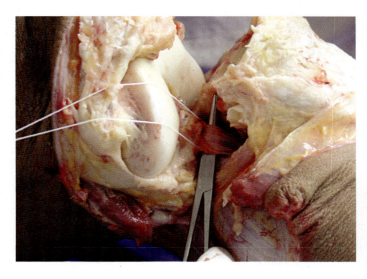

Fig. 12-4. Aberta a cápsula articular anterior, ligamentos cruzados e ligamentos colaterais, obtém-se acesso aos elementos do feixe poplíteo, que são ligados.

Uma vez tratadas estas estruturas, restam as inserções das cabeças musculares dos gastrocnêmios na região posterior dos côndilos femorais. Estas são cortadas rente à sua inserção (Fig. 12-5).

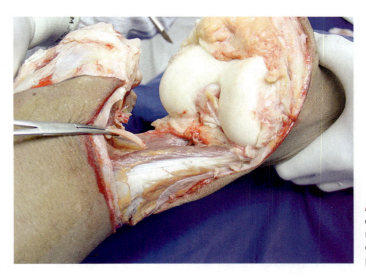

Fig. 12-5. Tratados os elementos do feixe poplíteo, restam as cabeças dos gastrocnêmios e o retalho de pele posterior.

A Figura 12-6 mostra, após terem sido cortadas as inserções das cabeças musculares do gastrocnêmio, o tratamento do nervo sural.

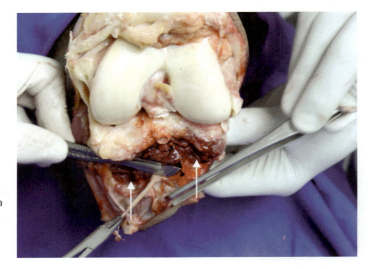

Fig. 12-6. A fotografia demonstra a incisão, sob tração suave, do nervo sural, após concluída a remoção da tíbia. Observa-se o remanescente das cabeças musculares dos gastrocnêmios (setas).

Inicia-se o fechamento. O remanescente dos ligamentos cruzados é suturado ao tendão patelar (Fig. 12-7). Neste tempo, o auxiliar procura aproximar a patela com manobra bimanual para permitir a sutura. Procede-se em seguida ao fechamento da cápsula articular, para revestir os côndilos femorais (Fig. 12-8).

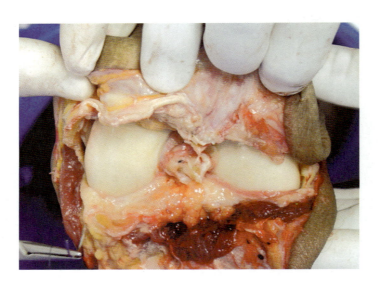

Fig. 12-7. Sutura do ligamento patelar aos ligamentos cruzados.

CAPÍTULO 12 ◆ DESARTICULAÇÃO DO JOELHO

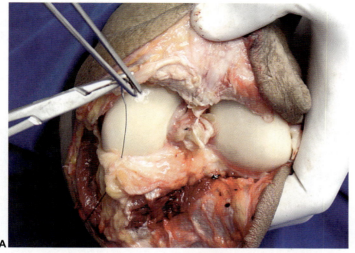

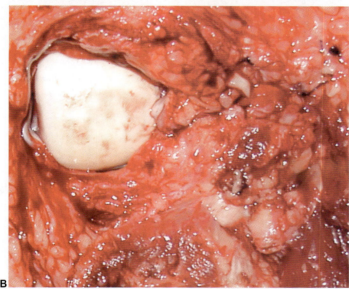

Fig. 12-8. (**A**) Início do fechamento da cápsula articular. (**B**) Fechamento parcialmente concluído. O côndilo lateral já foi coberto. O côndilo medial está exposto.

A hemostasia é revista, e os cotos dos músculos gastrocnêmios, aproximados. Habitualmente, dreno de sucção é utilizado neste espaço. Fecham-se então a aponeurose superficial e pele, que, de maneira ótima, deve ficar sem tensão para garantir evolução satisfatória (Fig. 12-9).

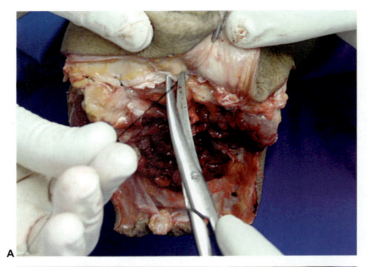

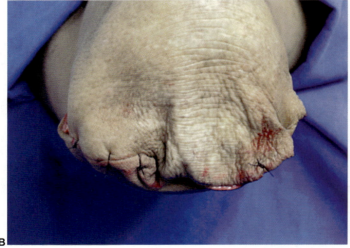

Fig. 12-9. (**A**) Aspecto após concluído o fechamento da cápsula articular.
(**B**) Aproximação da pele sem tensão.

CAPÍTULO 12 ◆ DESARTICULAÇÃO DO JOELHO

■ CONSIDERAÇÕES GERAIS

As vantagens da desarticulação de joelho sobre as amputações transfemorais são habitualmente subestimadas. A característica do coto da desarticulação, de permitir descarga do peso do corpo na extremidade, liberando a região inguinal e da tuberosidade isquiática, e a maneira de vestir a prótese tornam este nível funcionalmente superior às amputações transfemorais. O tipo de prótese usado pelo amputado transfemoral é ilustrado na Figura 12-10.

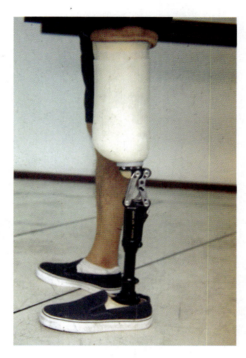

Fig. 12-10. Paciente desarticulado de joelho, em uso de prótese. Note-se que na região superior da prótese não há apoio na tuberosidade isquiática.

A estabilidade do membro residual da desarticulação do joelho é outro aspecto positivo deste tipo de operação. O exemplo da Figura 12-11 ilustra seguimento de 25 anos de paciente submetido à desarticulação de joelho, em uso diário de prótese de apoio terminal.

Fig. 12-11. (**A**) Aspecto do pós-operatório de cerca de 30 dias de paciente com desarticulação de joelho. (**B**) Mesmo paciente após 25 anos de seguimento, em uso diário de prótese de apoio terminal.

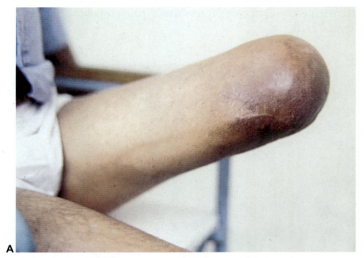

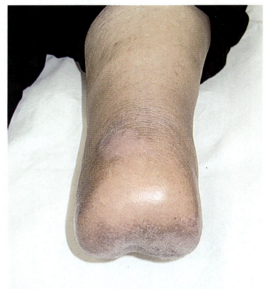

CAPÍTULO 12 ◆ DESARTICULAÇÃO DO JOELHO

Em casos de deiscência e não cicatrização de amputação transtibial, a desarticulação de joelho representa opção de nível, antes da amputação transfemoral. O caso ilustrado a seguir exemplifica esta situação. Tratava-se de paciente que já havia sido submetida à amputação transtibial curta, com retirada da fíbula, e que havia evoluído com exposição óssea da tíbia e deiscência extensa. A desarticulação de joelho mostrou-se opção efetiva, levando à cicatrização.

O caso ilustrado na Figura 12-12 mostra as vantagens da desarticulação de joelho.

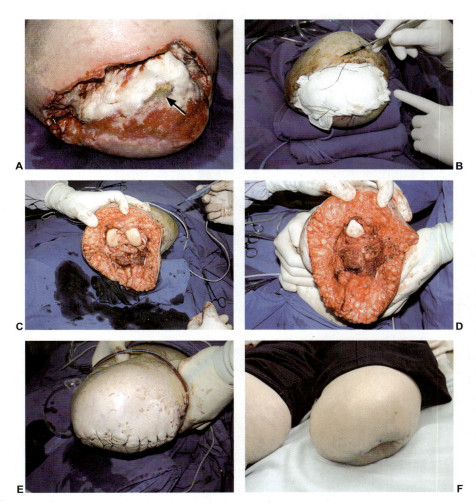

Fig. 12-12. (**A**) Deiscência de amputação transtibial curta, com exposição óssea da tíbia (seta). (**B**) Área deiscente protegida no início da operação de regularização. (**C**) Côndilos femorais visíveis na etapa intermediária da desarticulação. Nota-se a espessura do panículo adiposo da paciente. (**D**) Fechamento parcial da cápsula articular sobre o côndilo femoral lateral. (**E**) Aspecto final da operação, com dreno de aspiração. (**F**) Coto cicatrizado no pós-operatório tardio.

O exemplo das ilustrações que se seguem demonstram a indicação e vantagens da desarticulação do joelho sobre as amputações transfemorais. A paciente, criança de 12 anos com deformidade vascular congênita no membro inferior direito, apresentava aumento do comprimento de tal ordem que impedia sequer a manutenção da posição ereta. Já havia sido submetida a tratamento cirúrgico e embolizações, sem sucesso. O pé apresentava-se como massa disforme, com sangramentos freqüentes e crises de infecção. O aspecto da deformidade é apresentado na Figura 12-13.

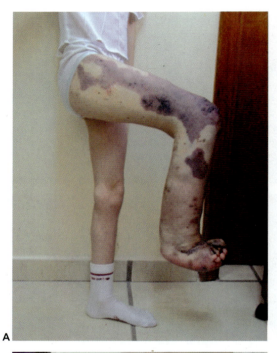

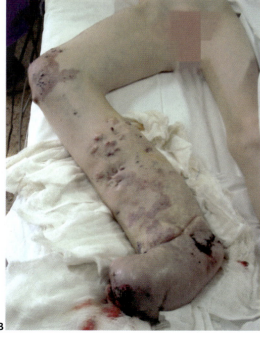

Fig. 12-13. (**A**) Visão lateral do membro, demonstrando a extensão do hemangioma. Nota-se que pelo aumento do comprimento a paciente tem de manter o joelho dobrado. (**B**) Visão lateral, demonstrando o grau de deformação do pé, e aspecto hemorrágico da doença.

CAPÍTULO 12 ◆ DESARTICULAÇÃO DO JOELHO

Amputação do segmento mais afetado do membro inferior foi a opção de tratamento. Na decisão do nível de amputação foi considerado, além dos aspectos de remoção da doença e de cicatrização do local das incisões cirúrgicas, o potencial de reabilitação da criança diante da situação da amputação.

Como a articulação do joelho já estava sem mobilidade, por processo de anquilose devido à posição antálgica e o aumento do comprimento do membro, optou-se pela desarticulação do joelho. Mesmo com a extensão do hemangioma próximo ao joelho, foi possível, com a utilização de retalhos atípicos, realizar a operação. Apesar de deiscência parcial devido à necrose de parte do retalho, houve cicatrização final no nível proposto (Fig. 12-14).

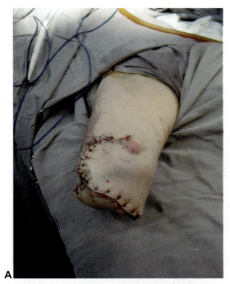
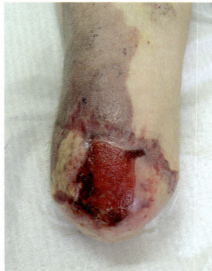
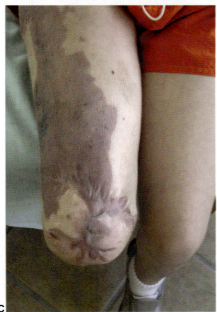

Fig. 12-14.
(**A**) Desarticulação do joelho com retalhos atípicos.
(**B**) Deiscência parcial, em fase de granulação.
(**C**) Cicatrização total do coto de amputação.

A protetização foi iniciada, com a utilização de interface entre o coto de amputação e o encaixe rígido de luva de uretano. Esta peça provê, além de acolchoamento, contensão elástica, pela característica do material. No caso, esta elasticidade compressiva funciona como tratamento para a deformidade vascular. O uso desta peça e a possibilidade de descarga do peso do corpo na extremidade do coto são mostrados na Figura 12-15A. Na Figura 12-15B, paciente em fase de treinamento com a prótese. Na Figura 12-16, visão lateral da paciente em uso de prótese demonstrando o funcionamento do joelho mecânico, utilizado na desarticulação do joelho.

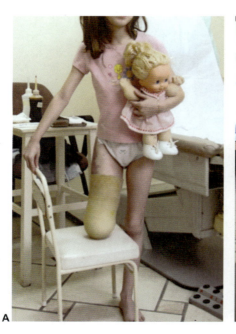 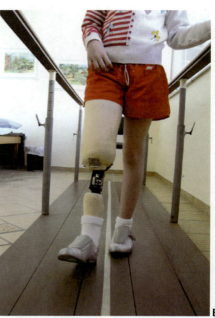

Fig. 12-15. (**A**) Paciente em uso de interface elástica, demonstrando a capacidade de apoio da extremidade do coto de amputação.
(**B**) Em uso de prótese.

CAPÍTULO 12 ♦ DESARTICULAÇÃO DO JOELHO

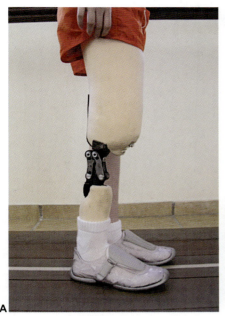
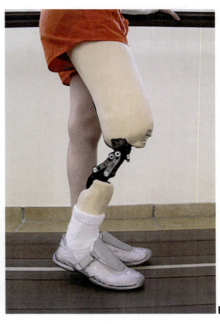
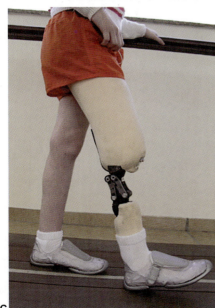

Fig. 12-16. Funcionamento de joelho policêntrico:
(**A**) Apoio em extensão.
(**B**) Passagem em flexão (fase de balanço) com apoio no membro contralateral.
(**C**) Estabilidade em extensão na fase de contato com o calcanhar.

CAPÍTULO 13
Amputação Transfemoral

A amputação transfemoral foi por muito tempo o nível de amputação mais praticado no membro inferior, o que é compreensível pelo fato de este tipo de operação, comparativamente às amputações mais baixas, ter sempre maior probabilidade de remover a condição inicial que motivou a amputação.

Entretanto, sob o ponto de vista de reabilitação e recuperação da capacidade de deambulação do paciente com uso de prótese, a manutenção da articulação do joelho representa fator decisivo, e muitas vezes a diferença entre a possibilidade do paciente ter independência de vida ou não. Mesmo diante da perspectiva do paciente não vir a utilizar prótese, a manutenção do joelho proporciona melhor equilíbrio na posição sentada e apoio em situações de transferência de decúbito.

Este aspecto ainda é freqüentemente subestimado. Como os cirurgiões nem sempre acompanham a reabilitação dos pacientes amputados, fica a impressão de que os níveis maiores de amputação do membro inferior são equivalentes, e que não há diferença entre a amputação transtibial ou transfemoral.

Até a década de 1970, as estatísticas internacionais mostravam que as amputações transfemorais eram duas vezes mais freqüentes do que as amputações transtibiais.

Ernest Burgess, em 1968, iniciou série de publicações sobre amputações e foi dos principais defensores da preservação do joelho, através da descrição de técnica operatória de amputações transtibiais e da relevância deste procedimento. Graças a estes trabalhos, as estatísticas atuais referentes a níveis de amputação se inverteram, de forma que amputações transtibiais passaram a ser mais freqüentes do que as amputações transfemorais. Entretanto, amputações transfemorais são comuns, e o conhecimento de sua técnica operatória fundamental para todo cirurgião.

Sob o ponto de vista de nível de secção óssea, a manutenção do maior comprimento possível é desejável, tanto pela preservação do fêmur como da musculatura e suas inserções, tornando o membro residual mais eficiente funcionalmente. Os níveis mais distais, realizados através dos côndilos femorais, procuram manter as características de permitir o apoio do peso do corpo na extremidade, e pela morfologia desta região diafisária, auxiliar na fixação da prótese. Entretanto, estas condições não são comparáveis às da desarticulação de joelho regrada, que mantém os côndilos íntegros. Operações que utilizavam a fixação da patela à superfície cortada do fêmur não apresentam vantagens funcionais e estão em desuso.

Na região proximal, níveis muito curtos do fêmur, que se aproximam do pequeno trocanter, acabam sendo pouco funcionais, e sob o ponto de vista de adaptação protética apresentam limitações, requerendo às vezes sistemas semelhantes aos usados para a desarticulação do quadril. Entretanto, desde que existam condições de pele e musculatura, devem ser praticados já que mesmo pequenos segmentos do fêmur podem auxiliar o equilíbrio na posição sentada e não representam obstáculo para a confecção da prótese.

Na Figura 13-1 são mostrados de forma esquemática os diferentes níveis de amputação possíveis na região femoral.

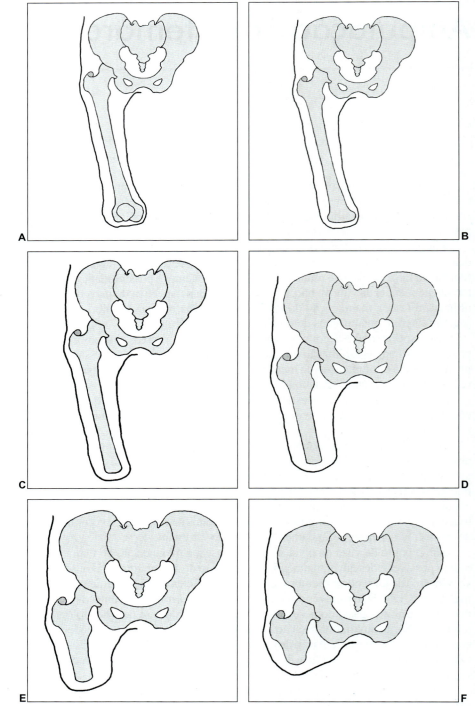

Fig. 13-1. (**A**) Desarticulação do joelho, com a manutenção dos côndilos femorais intactos e a patela, descrita no capítulo anterior.
(**B**) Amputação transcondiliana.
(**C**) Amputação transfemoral longa, no 1/3 distal do fêmur. (**D**) Amputação transfemoral no 1/3 médio.
(**E**) Amputação transfemoral no 1/3 proximal.
(**F**) Amputação transfemoral no limite proximal com nível de secção óssea próxima ao pequeno trocanter.

CAPÍTULO 13 • AMPUTAÇÃO TRANSFEMORAL

TÉCNICA CIRÚRGICA

O traçado das incisões de pele é feito em geral com retalhos iguais no sentido ântero-posterior, que se projetam além do ponto previsto de secção óssea (Fig. 13-2).

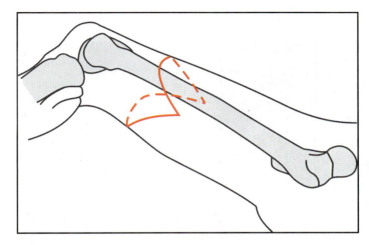

Fig. 13-2. Esquema da incisão de pele em operação planejada com secção de fêmur no 1/3 médio, e retalhos iguais no sentido ântero-posterior da coxa.

Após a abertura da pele e subcutâneo a veia safena pode ser identificada e ligada. Aprofundando-se com a incisão da aponeurose superficial, prossegue-se com a secção da musculatura anterior do quadríceps (Fig. 13-3).

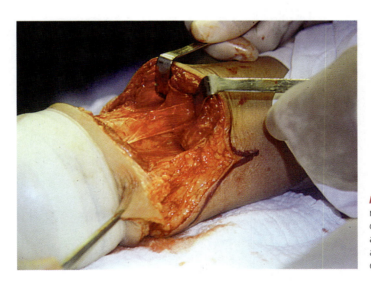

Fig. 13-3. Após o corte da musculatura anterior do quadríceps, que na ilustração apresenta-se retraída por afastadores cirúrgicos, disseca-se o feixe femoral.

Nesta etapa, é feita a dissecção e identificação dos elementos vasculares do feixe femoral, artéria e veias (Fig. 13-4). Nas amputações de causa vascular, esta região em geral já foi explorada cirurgicamente, anteriormente, e pode apresentar restos de enxertos sintéticos. Estes devem ser removidos e seccionados próximo de seu limite proximal, para evitar que se comportem como corpo estranho na região amputada, aumentando o risco de infecção.

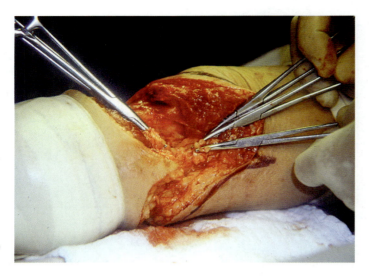

Fig. 13-4. Após a incisão da pele, subcutâneo, aponeurose superficial e musculatura do quadríceps, os vasos do feixe femoral são ligados após identificação.

O periósteo do fêmur é cortado, e a secção óssea é realizada, com serra de Gigli, serras elétricas ou pneumáticas (Fig. 13-5).

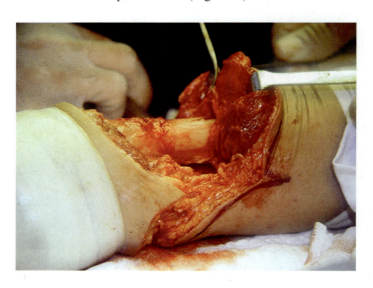

Fig. 13-5. Exposição do fêmur após corte do periósteo.

Com o fêmur cortado, é facilitada a secção da musculatura posterior, o que permite a identificação do nervo ciático. Este é ligado para hemostasia e cortado após tração suave, para se retrair longe da região distal da área operada (Figs. 13-6 e 13-7). Prossegue-se com a secção da musculatura e elementos posteriores, e a peça é removida. Após revisão da hemostasia, inicia-se a fase de reconstrução. Nas amputações transfemorais, a inserção de musculatura seccionada é especialmente importante. Manobra eficiente é representada pela fixação da musculatura posterior no periósteo anterior do fêmur (Fig. 13-8).

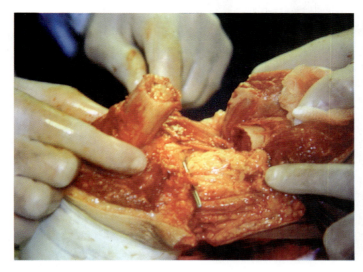

Fig. 13-6. Após secção do fêmur, a musculatura posterior é abordada com facilidade de cima para baixo, permitindo o corte sob visão direta e a hemostasia.

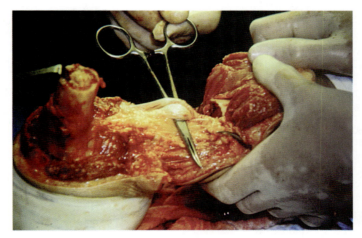

Fig. 13-7. O nervo ciático é identificado e tratado.

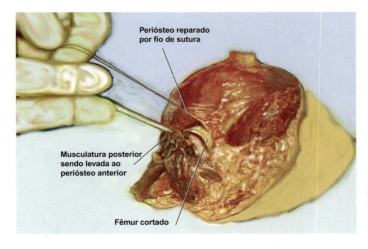

Fig. 13-8. Representação da fixação da musculatura posterior do periósteo anterior do fêmur.

Após este tempo, o quadríceps é fixado neste grupo muscular posterior, previamente suturado ao periósteo anterior (Fig. 13-9). Prossegue-se com a aproximação da aponeurose superficial e pele (Figs. 13-10 e 13-11).

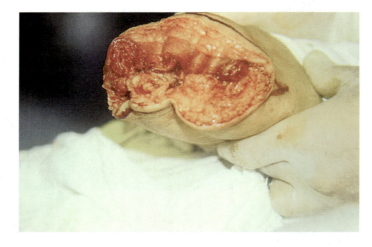

Fig. 13-9. A musculatura do quadríceps é suturada sobre a camada anterior da musculatura posterior previamente fixada ao periósteo anterior do fêmur.

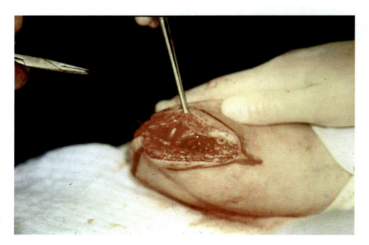

Fig. 13-10. Fase final do fechamento, com aproximação da aponeurose superficial que precede o fechamento do subcutâneo e pele.

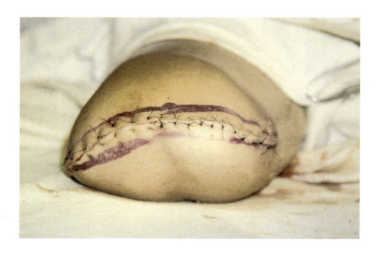

Fig. 13-11. Aspecto final após o fechamento da pele.

CAPÍTULO 13 ♦ AMPUTAÇÃO TRANSFEMORAL

■ CONSIDERAÇÕES GERAIS

A deambulação após amputação transfemoral representa esforço adicional considerável, e as características da prótese tornam o indivíduo dependente, algumas vezes, para atos simples como vestir o aparelho. Ainda assim, a reabilitação e recuperação da capacidade de deambulação são atingidas na maioria dos pacientes. O exemplo da Figura 13-12 ilustra paciente diabético, com DAOP renal, em fase dialítica, em fase de reabilitação com amputação bilateral, transtibial à direita e transfemoral à esquerda.

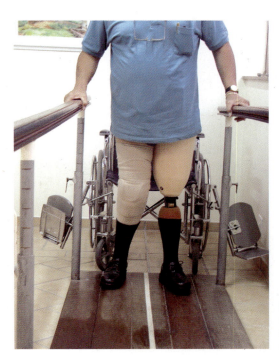

Fig. 13-12. Paciente com amputação transtibial esquerda e transfemoral direita em uso de próteses.

CAPÍTULO 14
Desarticulação do Quadril

As referências às desarticulações do quadril encontram-se mais freqüentemente no âmbito das publicações da cirurgia oncológica, ou traumatológica.

Entretanto, as indicações deste nível de amputação em decorrência de isquemia não são raras.

As manifestações isquêmicas que justificam este tipo de indicação são causadas por oclusões altas da aorta abdominal ou eixo aortoilíaco. Estas, primariamente, são tratáveis, com diferentes procedimentos de revascularização.

Atualmente, porém, existem pacientes em fases mais complexas das manifestações da doença arterial e das tentativas de tratamento. Estas são oclusões ou complicações de operações prévias, sendo a mais temível infecção de materiais sintéticos utilizados como enxertos arteriais. Nestas condições, estes enxertos precisam ser removidos, e a arterial proximal deve ser ligada. O ideal é que nova revascularização seja realizada por outro trajeto, mas esta nem sempre é possível, o que resulta em isquemia alta no membro inferior. A condição que freqüentemente é encontrada é a do paciente que já sofreu amputação transfemoral e que apresenta o coto de amputação isquêmico, infectado e deiscente, concomitantemente com infecção na região inguinal (Figs. 14-1 e 9-10).

Desta forma, a operação não é realizada em condições eletivas, e a gravidade da condição e alta mortalidade associada a este procedimento, devida mais às condições gerais e locais associadas do que ao ato cirúrgico em si.

A técnica cirúrgica das desarticulações femorais, com as modificações para as situações das complicações isquêmicas ou infecciosas, deve fazer parte da área de conhecimento da cirurgia vascular, tanto quanto seu potencial e possibilidades de reabilitação.

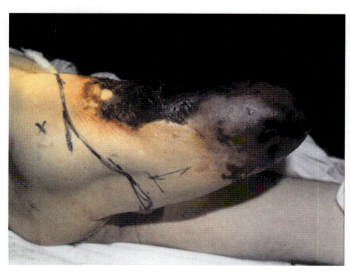

Fig. 14-1. Gangrena em membro residual de amputação transfemoral antiga, pós-novo episódio isquêmico decorrente de intervenção cirúrgica no território aortoilíaco.

■ TÉCNICA CIRÚRGICA

A operação pode ser realizada em decúbito dorsal horizontal, ou em decúbito lateral, com a colocação de coxim longitudinal apoiando o dorso do paciente, e o braço homolateral ao lado a ser operado, suportado por arco cirúrgico na altura do tórax.

As proeminências ósseas a serem identificadas são: o tubérculo púbico, a espinha ilíaca ântero-superior, espinha ilíaca ântero-inferior, tuberosidade isquiática e grande trocanter.

A porção anterior da incisão começa medialmente à espinha ilíaca ântero-superior, descende paralela e inferiormente à prega inguinal em direção ao osso púbico até cerca de 4 cm distalmente à tuberosidade isquiática e à prega glútea. A porção posterior da incisão parte do mesmo ponto, lateralmente à espinha ilíaca ântero-superior, progredindo inferiormente cerca de 4 cm anteriormente ao grande trocanter e, então, circularmente para a parte posterior da coxa, distalmente à prega glútea, até encontrar a incisão anterior (Fig. 14-2).

A incisão da pele é aprofundada, e a dissecção se estende através da gordura subcutânea e fáscia, sendo identificados os elementos do feixe femoral.

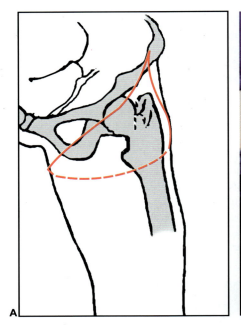 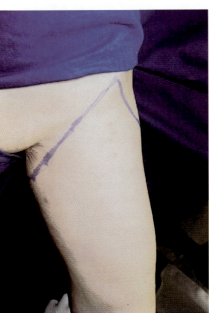

Fig. 14-2. (**A**) Traçado da incisão de pele, demonstrada em desenho esquemático. (**B**) Traçado da incisão no ato operatório (cadáver).

CAPÍTULO 14 ♦ DESARTICULAÇÃO DO QUADRIL

A artéria e veia femoral são seccionadas após ligadura dupla ou sutura para garantir hemostasia, e o nervo femoral seccionado após tração suave (Figs. 14-3 e 14-4).

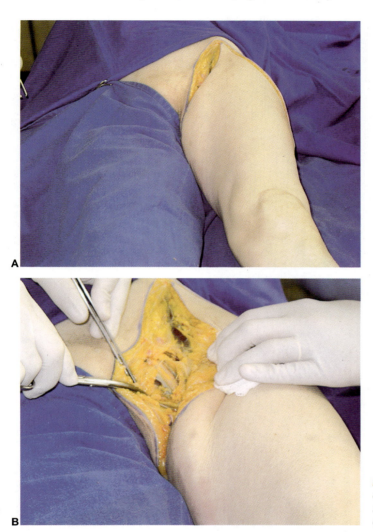

Fig. 14-3. (**A**) Incisão anterior da pele e subcutâneo aprofundada. (**B**) Exposição do feixe femoral.

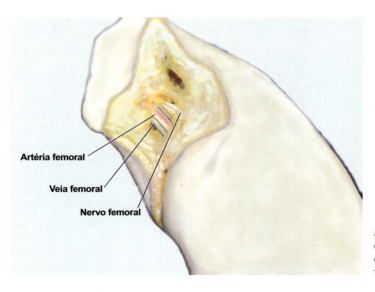

Fig. 14-4. Exposição dos elementos do feixe femoral, que são tratados neste tempo.

Após o tratamento do feixe femoral, abordam-se os músculos sartório e reto femoral, que são seccionados em sua origem (Figs. 14-5 e 14-6).

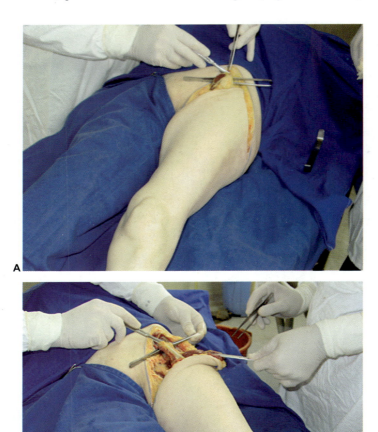

Fig. 14-5. (**A**) Secção do músculo sartório. (**B**) Secção do músculo reto femoral.

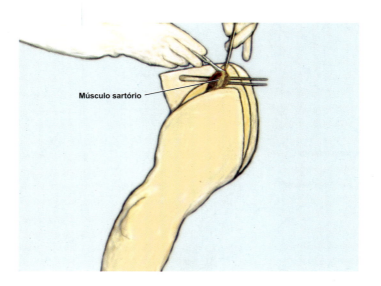

Fig. 14-6. Ilustração demonstrando a secção do músculo sartório.

CAPÍTULO 14 ♦ DESARTICULAÇÃO DO QUADRIL

Após estes tempos, é possível a identificação do tendão do músculo psoas, junto à sua inserção no pequeno trocanter do fêmur. Este é seccionado próximo à inserção, o que garante comprimento que vai ser utilizado posteriormente na fase de reconstrução para a cobertura do acetábulo (Figs. 14-7 a 14-9).

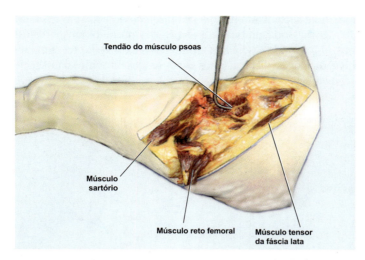

Fig. 14-7. Após a ligadura dos elementos do feixe femoral e secção da musculatura do sartório e reto femoral, o tendão do músculo psoas é identificado próximo à sua inserção.

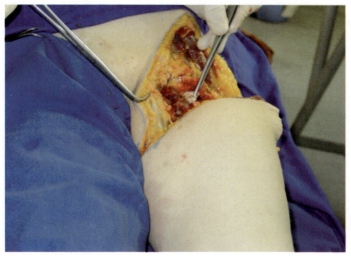

Fig. 14-8. O tendão do músculo psoas é seccionado próximo à sua inserção.

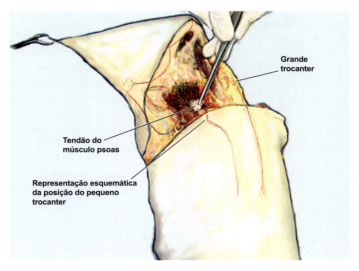

Fig. 14-9. Representação esquemática demonstrando o tempo em que o tendão do músculo psoas é cortado rente à inserção no pequeno trocanter do fêmur (ver Fig. 14-8). Representação esquemática demonstrando o tempo em que o tendão do músculo psoas é cortado rente à inserção no pequeno trocanter do fêmur.

É realizada então a secção dos músculos grácil, adutor longo, breve e magno em sua origem (Figs. 14-10 e 14-11). Pratica-se a secção do músculo pectíneo em sua origem no púbis. Localizando este tendão, o plano entre o músculo pectíneo e o obturador externo é identificado. Abaixo do músculo pectíneo ramos da artéria obturadora, veia e nervo são visualizados, clampeados, divididos e ligados. O músculo obturador externo é seccionado junto à sua inserção no pequeno trocanter.

Em seguida, pratica-se a secção dos músculos tensor da fáscia lata e glúteo máximo. O tensor da fáscia lata e o glúteo máximo são seccionados aprofundando-se ao nível da incisão da pele. Estes são os únicos músculos não-seccionados em sua origem ou inserção.

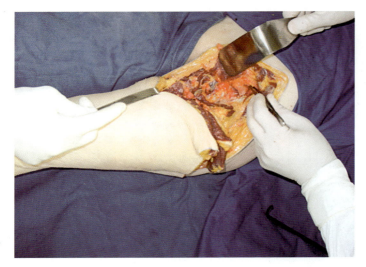

Fig. 14-10. Exposição da musculatura adutora, que após cortada permite a exposição dos vasos obturatórios sobre o músculo obturador externo.

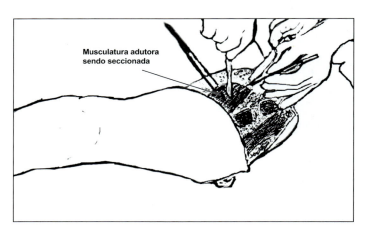

Fig. 14-11. Representação esquemática da secção da musculatura adutora.

CAPÍTULO 14 ◆ DESARTICULAÇÃO DO QUADRIL

Após a divisão do glúteo máximo, o tendão comum contendo os múltiplos músculos que se inserem no grande trocanter é exposto. Este tendão recebe contribuição dos músculos glúteo médio, glúteo mínimo, piriforme, gêmeo superior, obturador interno, gêmeo inferior e quadrado femoral. Estes músculos são seccionados próximo a sua inserção no grande trocanter com o uso do bisturi elétrico. Os isquiotibiais ficam também expostos e podem ser seccionados neste tempo (Fig. 14-12).

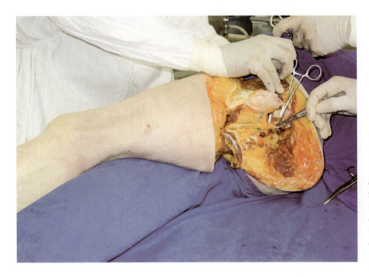

Fig. 14-12. Aspecto após secção dos músculos que se inserem no grande trocanter e dos músculos isquiotibiais. Secção do nervo ciático sob tração suave pós-ligadura para garantir hemostasia.

O nervo ciático é liberado das estruturas vizinhas e seccionado de maneira que se retraia para baixo do músculo piriforme. Ilustração deste tempo cirúrgico é representado na Figura 14-13.

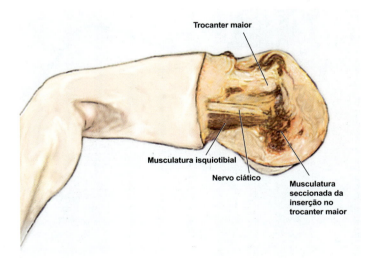

Fig. 14-13. Após secção da musculatura que se insere no trocanter maior do fêmur, o nervo ciático é exposto.

Completada a secção da musculatura, volta-se medialmente a abre-se a cápsula articular. Pratica-se a luxação da cabeça do fêmur, e com a secção do ligamento redondo, a peça é retirada (Figs. 14-14 e 14-15).

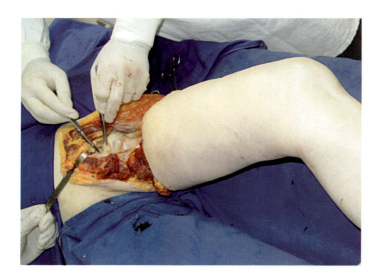

Fig. 14-14. Abertura da cápsula articular.

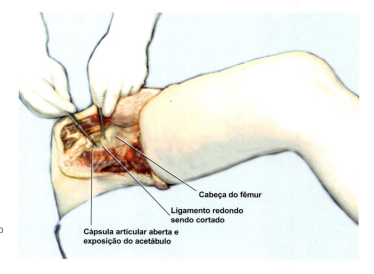

Fig. 14-15. Abertura da cápsula articular, luxação da cabeça do fêmur e secção do ligamento redondo para a retirada final da peça.

CAPÍTULO 14 • DESARTICULAÇÃO DO QUADRIL

Inicia-se a fase de reconstrução, com a aproximação do músculo quadrado femoral e do músculo psoas sobre a cápsula articular aberta, seguida da sutura dos músculos obturador externo e glúteo médio sobre a camada anterior. Aproxima-se a seguir a fáscia glútea ao ramo púbico e ligamento inguinal e completa-se o fechamento da pele e subcutâneo (Figs. 14-16 a 14-20).

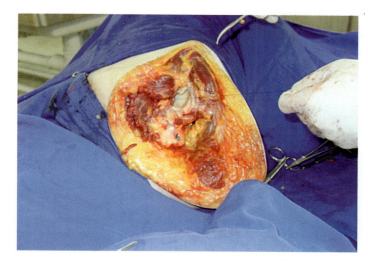

Fig. 14-16. Tendão do músculo psoas reparado, para ser levado até o músculo quadrado femoral.

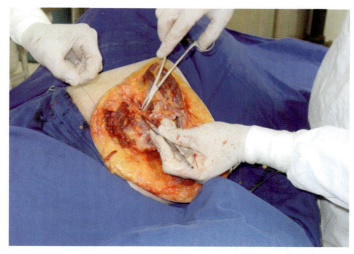

Fig. 14-17. Sutura dos músculos psoas e quadrado femoral sobre o acetábulo.

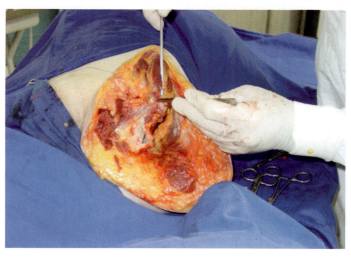

Fig. 14-18. Sutura dos músculos obturador externo e glúteo médio sobre a camada muscular anterior.

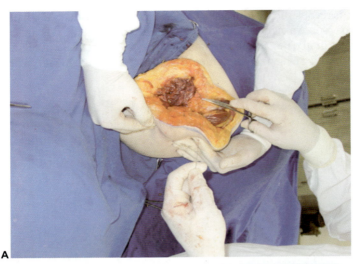

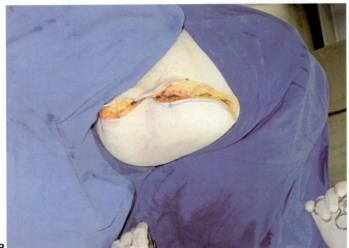

Fig. 14-19. (**A** e **B**) Fechamento da fáscia glútea ao ligamento inguinal e ramo púbico.

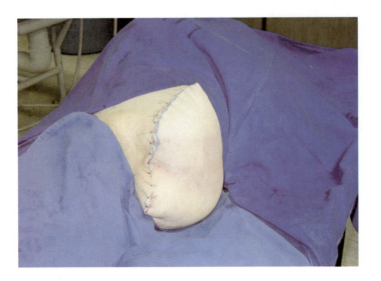

Fig. 14-20. Aspecto final após o fechamento da pele.

CAPÍTULO 14 ♦ DESARTICULAÇÃO DO QUADRIL

■ CONSIDERAÇÕES GERAIS

Apesar das limitações, as próteses para a desarticulação são convencionais, e bons resultados podem ser observados em pacientes com este nível de amputação em uso de prótese. A Figura 14-21 ilustra um destes casos.

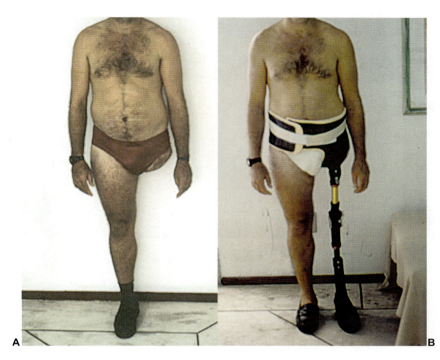

Fig. 14-21. (**A**) Paciente desarticulado do quadril. (**B**) Mesmo paciente em uso de prótese.

Hemipelvectomia é a amputação realizada removendo parte do osso ilíaco.

Para tanto, é feita abordagem extraperitoneal, sendo o ureter e o cordão espermático afastados, e os vasos ilíacos, ligados. O músculo psoas é seccionado, e a incisura ciática liberada de ambos os lados para permitir a passagem da serra de Gigli para a secção óssea (Fig. 14-22).

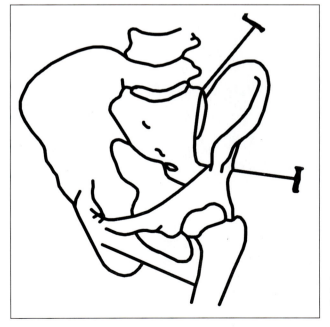

Fig. 14-22. Representação esquemática do plano de secção óssea da hemipelvectomia.

É o nível mais proximal de amputação do membro inferior. A Figura 14-23 demonstra membro removido após operação de hemipelvectomia.

A Figura 14-24 ilustra outro exemplo de hemipelvectomia.

Tratava-se de paciente que já havia sido submetido à desarticulação do quadril e que apresentava recidiva tumoral na área operada. A hemipelvectomia foi realizada como tratamento.

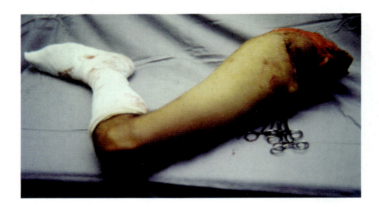

Fig. 14-23. Membro removido por hemipelvectomia.

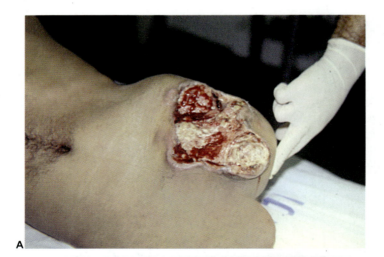

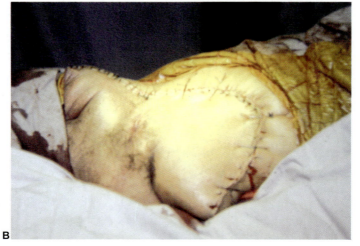

Fig. 14-24. (**A**) Paciente que já havia sido submetido à desarticulação do quadril, e que apresentava recidiva tumoral no coto de amputação. (**B**) Aspecto pós-operatório imediato após realização de hemipelvectomia.

CAPÍTULO 14 ◆ DESARTICULAÇÃO DO QUADRIL

A prótese para a hemipelvectomia utiliza, para o suporte do peso do corpo, sistema de encaixe em cesto, semelhante ao da desarticulação do quadril. O apoio se dá na parede abdominal e eventualmente na tuberosidade isquiática contralateral. A Figura 14-25 demonstra paciente que sofreu hemipelvectomia traumática, decorrente de acidente com motocicleta, em uso de prótese.

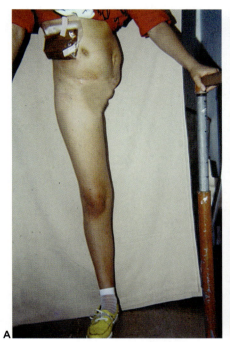
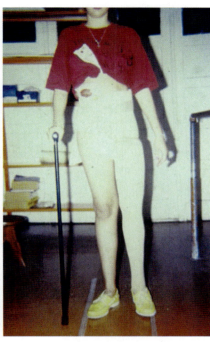

Fig. 14-25. (**A**) Paciente que sofreu hemipelvectomia traumática. (**B**) A mesma paciente em uso de prótese.

CAPÍTULO 15

Considerações Gerais sobre Próteses

■ INTRODUÇÃO

Para recuperar a capacidade de caminhar após a amputação maior do membro inferior é necessário o uso de aparelho ortopédico, genericamente chamado de prótese.

O uso da prótese representa apenas uma das formas de reabilitação. O conceito de reabilitação é amplo, já que implica habilitar novamente o paciente para algum tipo de atividade. E esta habilitação pode ou não estar condicionada à capacidade de deslocamento. Indivíduos podem ser ativos social e profissionalmente mesmo restritos ao leito. E se considerarmos a capacidade de deslocamento, esta pode ser obtida com o uso de diferentes aparelhos, como cadeira de rodas, muletas de vários tipos, andadores, entre outros.

Entretanto, para que o indivíduo após amputação maior de segmento do membro inferior possa recuperar a capacidade de deslocamento através da deambulação, ou seja, da marcha bipedal, a utilização da prótese é indispensável.

O uso da prótese pode também ser associado ao de outros métodos auxiliares, conforme já mencionados, como muletas e andadores. Mas a adaptação protética, em seu grau máximo de eficiência, é aquela que permite a deambulação independente, de maneira não assistida.

Para que o aparelho protético possa cumprir esta função, algumas características são antecipáveis. A primeira é que o indivíduo possa apoiar de maneira confortável o peso de seu corpo no aparelho ortopédico, na fase da marcha em que esta descarga se dá apenas do lado amputado, e por tempo comparável ao do lado contralateral, para manter padrão uniforme na troca de passos.

A maior sociedade científica que estuda próteses e seu uso por amputados, a Sociedade Internacional de Próteses e Órteses, há alguns anos propõe o termo "membro residual" para substituir "coto de amputação" para designar o segmento restante do membro inferior após a amputação. Alguns entendem que esta normatização é apenas eufemística pelo fato de "coto de amputação" ser visto como tendo conotação pejorativa. Entretanto, o termo membro residual, mais do que apenas eufemismo, define que o segmento remanescente após a amputação é de fato a unidade funcional que permitirá ao paciente caminhar após a operação. Os cuidados de ordem de técnica operatória são indispensáveis para a criação deste membro modificado do aparelho locomotor, mas a prótese é o complemento que permite a retomada da deambulação.

Além de permitir o apoio do peso do corpo durante a marcha, a prótese tem de estar fixa ao membro residual, e quanto melhor esta fixação, eliminando movimentos parasitas, mais eficiente será a transmissão de forças do membro ao aparelho e, portanto, o resultado final de permitir a caminhada com o mínimo de esforço.

É comum que exista a confusão entre as próteses de uso externo, como os aparelhos ortopédicos usados por amputados, e as próteses utilizadas internamente no organismo, também para a substituição de órgãos e habitualmente implantadas através de procedimentos cirúrgicos. A idéia que após amputação de extremidade a prótese possa ser "implantada" através de intervenção cirúrgica parece lógica, e muitos acreditam que de fato é deste modo que funcionam estes aparelhos ortopédicos.

Recentemente, na área odontológica, próteses dentárias têm sido acopladas através de implantes metálicos nos ossos mandibulares e que representa grande avanço em relação às antigas próteses dentárias móveis.

Nas próteses utilizadas por amputados de extremidades, este conceito também tem sido ensaiado, e alguns casos práticos já se encontram em fase de acompanhamento tardio. Peça metálica é implantada cirurgicamente na região medular óssea do coto de amputação, com o intuito que ocorra integração da parte externa deste pino com a camada cortical. A parte interna desta peça metálica é oca na forma fêmea de rosca. Desta forma, quando ocorre a cicatrização deste procedimento cirúrgico, o paciente fica com a possibilidade de acoplar através da rosca outro pino metálico macho que, por sua vez, permite a fixação do restante da prótese (Fig. 15-1).

Este método encontra-se ainda em fase experimental, e problemas importantes relativos à sua aplicação ainda não foram superados. O primeiro deles é a infecção. Com este método passa a existir, de forma permanente, perda do revestimento contínuo de pele do coto de amputação ao redor do pino, e em última análise do próprio osso, o que é fator de risco para a infecção. Outros fatores referem-se à transmissão direta das forças exercidas durante a marcha sobre o osso. Casos de fratura têm sido relatados como complicação. E sob o ponto de vista de padrão de marcha, a observação de pacientes caminhando com o uso deste tipo de sistema não mostra vantagens, e até eventuais desvantagens, comparativamente ao de pacientes em uso de sistemas convencionais. Suas indi-

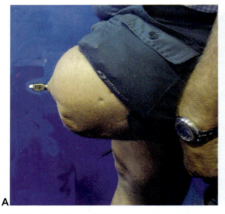
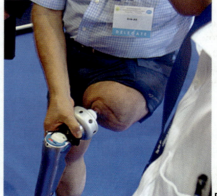
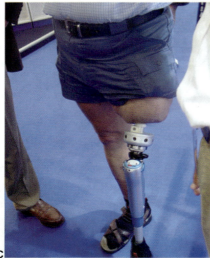

Fig. 15-1. (**A**) Aspecto do pino metálico implantado no fêmur de amputado transfemoral. (**B**) Prótese sendo conectada. (**C**) Paciente demonstrando capacidade de apoio sobre o aparelho.

cações têm sido limitadas, restritas a pacientes que não conseguem adaptação com próteses tradicionais, e os resultados em fase inicial de avaliação.

Portanto, exceto por esta visão futurista, as próteses são aparelhos de acoplamento externo ao membro residual.

Este acoplamento tem de permitir a transmissão do peso de forma eficiente e confortável, além de garantir a fixação ao corpo, sem o que, a segurança para a troca de passos durante a marcha não ocorrerá.

Uma peça especificamente modelada de acordo com o formato do membro residual, chamada de encaixe, permite a conexão do aparelho com o corpo do paciente e com os outros elementos funcionais.

Esses elementos são os mecanismos que vão substituir as articulações do pé, joelho e quadril, além de outras peças que permitem a conexão entre elas.

Esses componentes são também importantes para se obter o resultado funcional desejável. Pesquisas nesta área evoluíram muito nas últimas décadas, e a tecnologia disponível atualmente para a montagem destes aparelhos ortopédicos é avançada.

As próteses cumprem também o papel da reposição estética. Algumas pessoas, ao verem a prótese com a aparência externa do órgão humano, imaginam que ela seja uma única peça, a chamada "perna mecânica".

Nas próteses modernas, habitualmente identifica-se o encaixe, os componentes mecânicos e a cobertura cosmética. Houve época em que os mecanismos eram bem menos sofisticados e as próteses eram constituídas por articulações simples entre blocos de madeira que já mimetizavam as formas corporais. O resultado final era aparelhos pesados e com poucos recursos funcionais.

A valorização do aspecto estético é muito variável para cada paciente, mas, em geral, desejável no sentido de recuperação da estrutura corporal. Mesmo pacientes que não se preocupam em reproduzir a forma de membro humano natural e utilizam próteses com componentes expostos, sem a chamada cobertura cosmética, valorizam a aparência do aparelho e dos mecanismos. A Figura 15-2 ilustra prótese para a desarticulação do quadril, que por ser o nível mais proximal do membro inferior, permite demonstrar exemplo dos diferentes tipos de componentes e a Figura 15-3 o mesmo tipo de prótese com a cobertura cosmética.

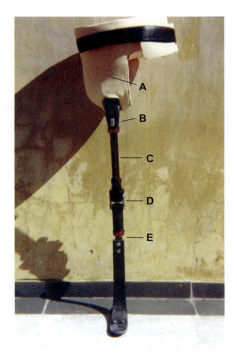

(15-2)

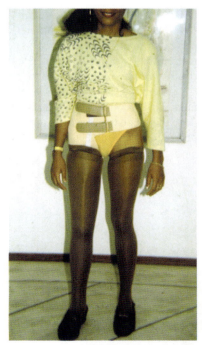

(15-3)

Fig. 15-2. Prótese para desarticulação do quadril, com componentes em fibra de carbono, demonstrando as diferentes partes: (**A**) encaixe; (**B**) articulação do quadril, com trava opcional; (**C**) peça tubular de acoplamento; (**D**) joelho policêntrico pneumático; (**E**) sistema de pé em lâmina flexível.

Fig. 15-3. Paciente demonstrando prótese para a desarticulação do quadril com revestimento cosmético.

■ PEÇAS DE ENCAIXE PARA OS DIFERENTES NÍVEIS DE AMPUTAÇÃO

A peça de encaixe tem relação direta com a anatomia do membro residual. Sua confecção é iniciada com a reprodução do formato do coto de amputação. Este processo habitualmente é feito com o enfaixamento do membro residual com ataduras gessadas. O posterior preenchimento deste molde com gesso em pó e água reproduz, após a secagem, o coto no molde positivo.

O molde positivo é trabalhado para que entalhes permitam o apoio do peso do corpo, a fixação da prótese e o alívio de pressão de pontos sensíveis. A confecção desta peça pode ser feita por vários métodos. A Figura 15-4 ilustra modelagem a vácuo com polipropileno.

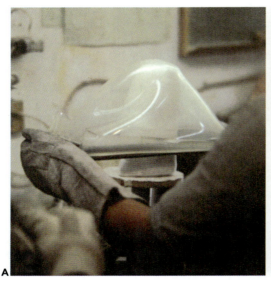 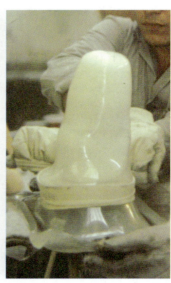

Fig. 15-4. (**A**) Início da confecção da peça de encaixe em polipropileno. O plástico aquecido fica em consistência de gel.
(**B**) Ao ser aplicado o vácuo, o plástico toma a forma do molde positivo de gesso.

O encaixe tem, habitualmente, partes externa rígida e interna macia e flexível. A parte externa rígida é necessária para suportar o peso do corpo e materiais firmes e resistentes são utilizados para este fim, como termoplásticos ou resinas que se polimerizam sobre tecido de fibra de vidro ou carbono.

As peças de encaixe rígida e a interna, ou interface permitem, em conjunto, a acomodação do coto de amputação e a sua fixação ao corpo. A maneira como isto ocorre depende das características anatômicas de cada nível de amputação e dos sistemas protéticos utilizados.

CAPÍTULO 15 • CONSIDERAÇÕES GERAIS SOBRE PRÓTESES

■ ENCAIXE PARA A DESARTICULAÇÃO DO TORNOZELO (SYME)

A desarticulação do tornozelo, devido à morfologia da tíbia e fíbula na região distal, resulta em coto de formato bulboso. Para tornar possível a adaptação protética nestas condições várias, sistemas foram utilizados ao longo dos anos. Peças feitas em couro e cadarços ou peças rígidas com janelas foram empregadas. Outras soluções são propostas atualmente, devido ao aparecimento de novos materiais.

O princípio básico é o preenchimento da região de menor diâmetro do coto de amputação pelo material da peça de interface, que transforma a forma bulbosa em cilíndrica. Com isto, soluciona-se tanto a maneira de vestir o aparelho, como se facilita a confecção da peça de encaixe. Outra vantagem deste método é que a pressão do material da peça de interface contra a parte externa do encaixe rígido auxilia na fixação da prótese ao corpo.

A peça de encaixe, além de vestir o membro residual, deve permitir a descarga do peso do corpo sobre a sua estrutura. Para a desarticulação do tornozelo, com a técnica de Syme, na qual o coxim do calcanhar é preservado, o apoio pode ser feito na extremidade do coto. Entretanto, considerando que a prótese tem de necessariamente chegar até a região proximal da tíbia, em muitos casos utiliza-se a descarga do peso do corpo também na região do tendão patelar, como nas amputações transtibiais, e para a fixação da prótese como método auxiliar, também como nas transtibiais, expansões do encaixe rígido na região dos côndilos femorais. Características destes encaixes são ilustradas na Figura 15-5.

A Figura 15-6 exemplifica encaixe feito em polipropileno, interface em polietileno expandido e apoio do tendão patelar (como na Fig. 15-5B) em paciente com amputação de Syme bilateral.

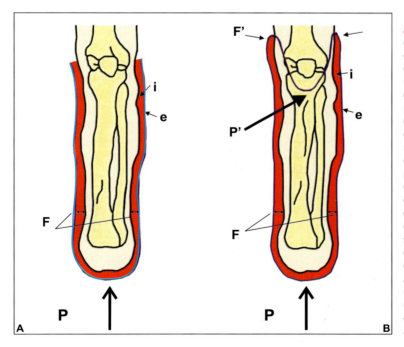

Fig. 15-5. Representação esquemática de tipos de encaixe para a desarticulação do tornozelo. No traço azul é representado o encaixe externo (**e**), e em vermelho a peça de interface (**i**).
(**A**) Exemplo de situação em que todo o peso é suportado na extremidade do coto (**P**), e a fixação é feita pela pressão que a interface exerce sobre o encaixe externo na região mais estreita do coto (**F**).
(**B**) Neste tipo de encaixe, o suporte do peso do corpo é distribuído na região distal (**P**) e no tendão patelar (**P'**). A fixação da prótese, além da interface na região do colo (**F**), utiliza o relevo anatômico dos côndilos femorais como nas amputações transtibiais (**F'**).

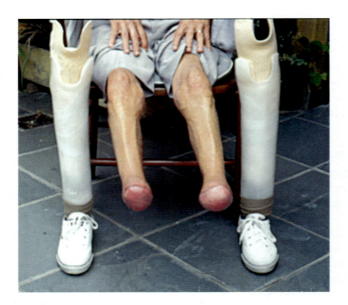

Fig. 15-6. Paciente submetido à desarticulação de tornozelo bilateralmente. Próteses feitas com encaixe em polipropileno, interface em polietileno expandido e apoio complementar no tendão patelar.

■ ENCAIXE PARA AS AMPUTAÇÕES TRANSTIBIAIS

Nas amputações transtibiais, a morfologia dos membros residuais é normalmente cilíndrica, e não existem dificuldades em relação à maneira de vestir a prótese ou confecção da peça de encaixe.

As peças atuais de interface cumprem a função de tornar mais confortável o apoio e diminuir o atrito dos movimentos entre a prótese e o coto.

O suporte do peso do corpo é feito principalmente na região correspondente à inserção do ligamento patelar na tuberosidade anterior da tíbia. Além desse apoio no tendão patelar, o contato da peça de encaixe, uniformemente distribuído por outras regiões do membro residual, auxilia a descarga do peso.

A parte distal da tíbia é muito sensível e se evitam pressões nesta região. Entretanto, a idéia de que deva ser deixado espaço livre distal para maior conforto é enganosa. Por muito tempo as próteses foram confeccionadas desta forma, mas este espaço livre acabava gerando, nas áreas não suportadas de pele, lesões semelhantes às causadas por linfedema crônico. O conceito moderno preconiza que o membro residual mantenha contato de toda a sua superfície com a interface e o encaixe externo (contato total). As áreas mais sensíveis são aliviadas levemente, apenas para evitar pressão excessiva. A Figura 15-7 ilustra este tipo de conceito.

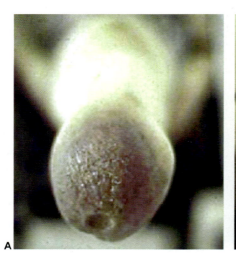
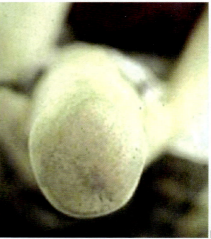

Fig. 15-7. (**A**) Complicação de pele da parte distal de coto de amputação transtibial, com fissuras e ulceração, motivada por uso de encaixe sem contato total. (**B**) Aspecto da pele após mudança para sistema com contato total.

CAPÍTULO 15 ♦ CONSIDERAÇÕES GERAIS SOBRE PRÓTESES

Os desenhos esquemáticos da Figura 15-8 demonstram tipos de sistema dos encaixes para amputações transtibiais, apontando os principais pontos de suporte do peso do corpo e fixação da prótese.

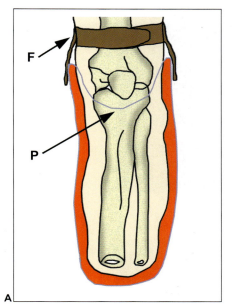
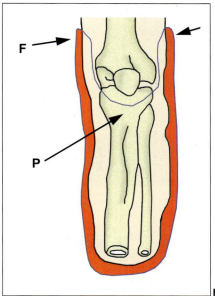

Fig. 15-8. (**A**) Suporte do peso do corpo no ligamento patelar *(P)*. Fixação supracondilar auxiliada por correia *(F)*. (**B**) Suporte do peso do corpo no ligamento patelar *(P)*. Neste tipo de formato de encaixe a fixação é feita por expansões que comprimem acima dos côndilos femorais *(F)*.

Em seqüência, as Figuras 15-9 a 15-12 demonstram a forma de vestir prótese em paciente amputado transtibial, que utiliza luva de interface de material flexível (polímero gel) e encaixe rígido em termoplástico.

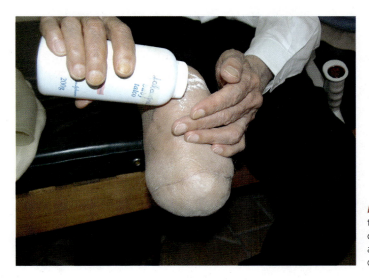

Fig. 15-9. Paciente amputado transtibial, iniciando a colocação da prótese, aplicando talco sobre o coto de amputação.

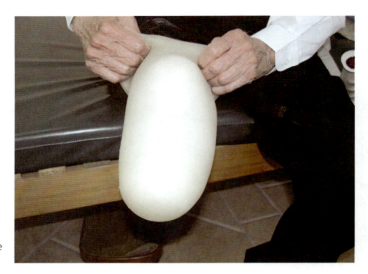

Fig. 15-10. A peça de interface, em polímero gel, sendo vestida no coto de amputação. Observa-se a flexibilidade do material entre as mãos do paciente.

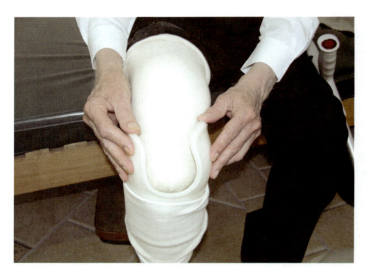

Fig. 15-11. Introdução do membro residual no encaixe rígido. Observam-se, entre os polegares do paciente, as partes do encaixe externo que auxiliam na fixação da prótese.

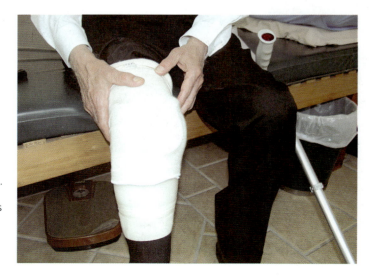

Fig. 15-12. Prótese colocada. Peça elástica de tecido, similar às joelheiras utilizadas em atividades esportivas, colocada entre a prótese e a coxa do paciente, auxilia na fixação da prótese.

CAPÍTULO 15 ♦ CONSIDERAÇÕES GERAIS SOBRE PRÓTESES 223

■ ENCAIXE PARA A DESARTICULAÇÃO DO JOELHO

As considerações para o encaixe da desarticulação do joelho são similares às feitas para a desarticulação do tornozelo. Pela morfologia do fêmur, a porção distal do coto é mais volumosa que a região proximal.

O preenchimento pela peça de interface desta região resolve o problema, transformando o formato bulboso em cilíndrico. Esta técnica não só resolve aspectos de confecção da prótese, como auxilia na fixação do aparelho ao corpo. A Figura 15-13 representa esquematicamente a adaptação à prótese na desarticulação do joelho.

A Figura 15-14 ilustra as características do encaixe em paciente com desarticulação do joelho.

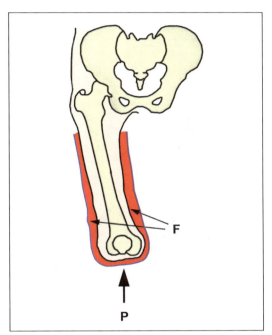

Fig. 15-13. Na desarticulação do joelho a descarga do peso do corpo é feita na extremidade do coto *(P)*. A fixação da prótese ao corpo é feita pela pressão da peça de interface (vermelha), na região acima dos côndilos femorais *(F)*, contra o encaixe rígido (azul). Pelo preenchimento das regiões menos volumosas do coto, o formato bulboso torna-se cilíndrico, o que facilita confeccionar e vestir a prótese.

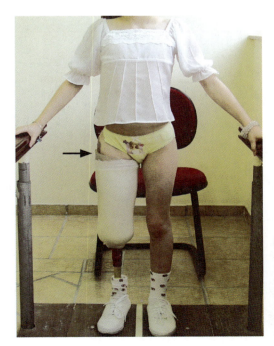

Fig. 15-14. Paciente em uso de encaixe feito em poliprolipeno. O anel superior não utiliza apoio na tuberosidade isquiática. Nota-se a peça de interface flexível ultrapassando o limite do encaixe rígido (seta).

■ ENCAIXE NAS AMPUTAÇÕES TRANSFEMORAIS

O suporte do peso do corpo nas amputações transfemorais é feito na tuberosidade isquiática. Como a musculatura ao redor do fêmur já proporciona acolchoamento suficiente, peças de interface não são utilizadas para esta finalidade.

As principais dificuldades a serem negociadas neste nível são a ausência de reparos anatômicos para a fixação da prótese e a estabilização e conforto do apoio na região interna da coxa e ísquio.

Os avanços mais recentes nesta área são relativos a formatos da peça de encaixe e a materiais flexíveis para a utilização no anel superior.

A Figura 15-15 demonstra as relações anatômicas da peça de encaixe em amputado transfemoral.

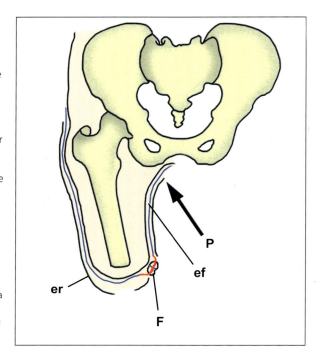

Fig. 15-15. O suporte do peso do corpo é feito na tuberosidade do ísquio *(P)*. A fixação da prótese ao corpo depende da relação de volume entre o membro residual e o encaixe, que deve ser justa. De forma complementar, cria-se pressão negativa para auxiliar na fixação. Na peça interna que faz contato com o coto, existe válvula *(F)*, que permite a saída de ar, mas não a entrada. Este vácuo que se forma permite a fixação da prótese. Apesar de neste sistema não haver interface, materiais flexíveis *(ef)* permitem confeccionar peça interna que, mesmo tendo resistência para fixar a válvula no processo de laminação, é flexível no anel superior, para tornar o contato nesta área sensível mais confortável. O encaixe rígido *(er)* pode ser feito em plásticos termomoldáveis ou resina que se polimerizam sobre fibras.

A Figura 15-16 demonstra paciente na fase de teste de peça confeccionada a vácuo em termoplástico transparente. Esta peça, dentro do processo de fabricação da prótese, conhecida como encaixe de prova, é usada para verificar as relações anatômicas da peça do encaixe com o membro residual.

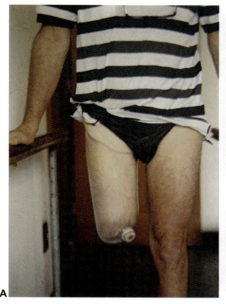
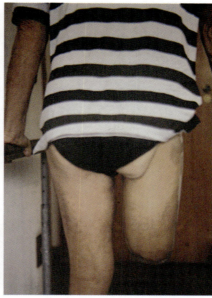

Fig. 15-16. (**A**) Visão frontal de paciente amputado transfemoral testando encaixe de prova transparente. Note-se a válvula de sucção na região medial do encaixe. (**B**) O aspecto posterior da peça pode ser visto.

Se não houver relação justa entre a peça de encaixe e o membro residual, o paciente não conseguirá caminhar de maneira eficiente. Mesmo que métodos auxiliares, como correias de couro acopladas a cintos, possam ser utilizados, não são suficientes para garantir bom acoplamento da prótese ao corpo. As Figuras 15-17 a 15-21, a seguir, ilustram a maneira de vestir a prótese quando é utilizado o sistema de válvula de sucção. Este ainda é o método mais utilizado habitualmente, mas demanda esforço, e pode ser limitante para pacientes geriátricos.

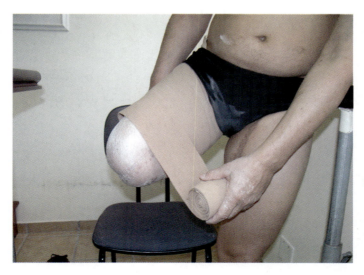

Fig. 15-17. Paciente amputado transfemoral, iniciando o ato de vestir a prótese. É passada faixa elástica para auxiliar a introdução do coto na peça de encaixe.

226 AMPUTAÇÃO E RECONSTRUÇÃO NAS DOENÇAS VASCULARES E NO PÉ DIABÉTICO

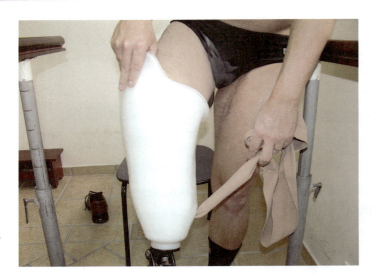

Fig. 15-18. A faixa elástica é passada pelo orifício da válvula.

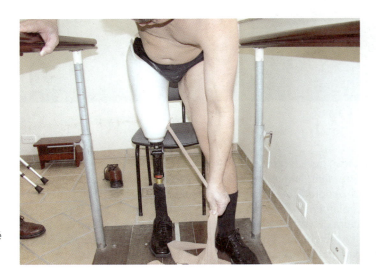

Fig. 15-19. A faixa elástica é puxada, auxiliando a introdução do coto.

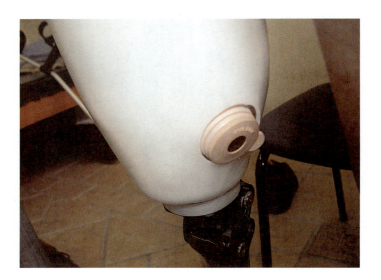

Fig. 15-20. Completada a introdução, a válvula é colocada garantindo a formação de vácuo.

CAPÍTULO 15 ♦ CONSIDERAÇÕES GERAIS SOBRE PRÓTESES

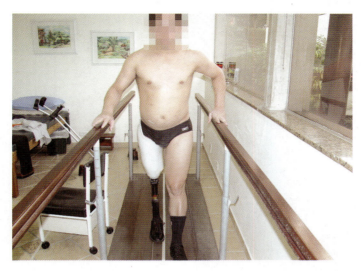

Fig. 15-21. Paciente caminhando com a prótese.

Outra técnica de adaptação protética usa a aderência das peças de interface para auxiliar na fixação das próteses. No caso, luvas de silicone ou uretano são vestidas e ficam aderentes ao coto. Esta aderência é transmitida por sistema mecânico à prótese. Este método é útil para pacientes geriátricos ou para membros residuais muito curtos. O princípio do funcionamento deste método é exemplificado nas Figuras 15-22 e 15-23.

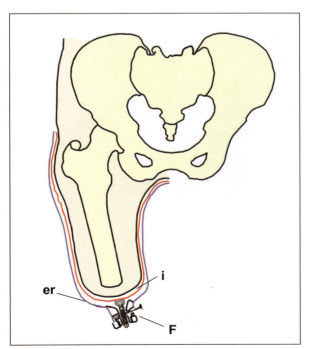

Fig. 15-22. Ilustração da fixação da prótese através de pino acoplado à luva de silicone. A luva de silicone de interface *(i)* é vestida ao coto. A peça de fixação *(F)*, laminada junto com o encaixe externo *(er)*, garante a fixação da prótese.

Fig. 15-23. (**A**) Luva de silicone e pino denteado, vestidos em coto de amputação transfemoral. A luva fica firmemente presa ao membro. (**B**) O pino encaixa em mecanismo complementar, que se prende às reentrâncias do pino, e só é liberado se sistema liberador com mola for apertado. (**C**) A fixação ao coto é demonstrada pela tração feita com a mão. Esta peça é fixa no encaixe rígido da prótese e, portanto, garante a sua fixação ao corpo.

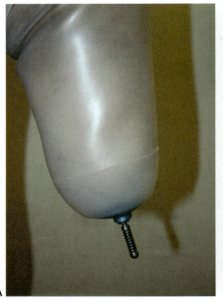
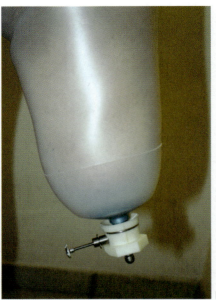
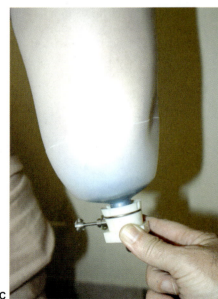

CAPÍTULO 15 • CONSIDERAÇÕES GERAIS SOBRE PRÓTESES

A Fig. 15-24 ilustra paciente com amputação transfemoral proximal, que só obtém fixação eficiente da prótese usando este tipo de método.

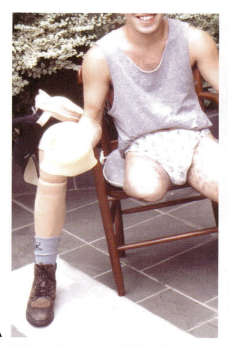
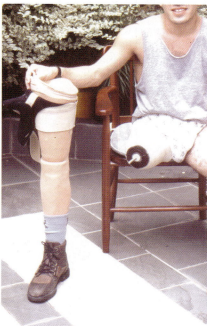
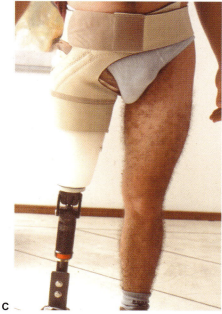

Fig. 15-24. (**A**) Paciente com amputação transfemoral curta, iniciando processo de vestir a prótese. (**B**) Interface com pino, vestida no coto. (**C**) Paciente em uso de prótese. Observa-se peça elástica que liga o encaixe rígido à cintura, presa por velcro, que é utilizada como complemento da fixação.

Além do aspecto de fixação, o suporte do peso na tuberosidade isquiática tem características que influenciam importantes aspectos biodinâmicos das próteses dos amputados transfemorais. Na década de 1970 popularizou-se sistema de encaixe conhecido como quadrilateral. O formato quadrangular do anel superior é conferido pela pressão anterior na região do trígono femoral contra a tuberosidade isquiática. Nesta região posterior, os encaixes têm áreas plana, horizontal e paralela ao solo, para permitir o apoio da tuberosidade do ísquio. A observação deste tipo de solução protética, entretanto, demonstrou que sem outra força, que permitisse a contensão do ísquio, haja tendência de migração lateral do encaixe e pressão na região inguinal medial, e parte lateral distal do fêmur. Quando a tuberosidade isquiática é estabilizada por formato de encaixe que se apóia também na região do grande trocanter do fêmur, estes problemas não ocorrem, e há mudanças no padrão de marcha. Esta modalidade de formato de encaixe, em oposição ao sistema tradicional quadrilateral, passou a ser conhecido como sistema de contensão do ísquio. Os aspectos destes dois métodos são ilustrados na Figura 15-25.

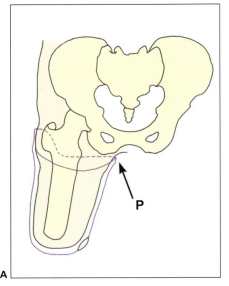
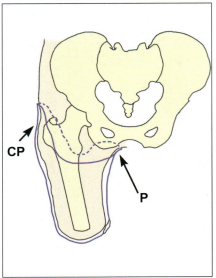

Fig. 15-25. (**A**) Ilustração do sistema quadrilateral, mostrando migração lateral do fêmur. (**B**) Ilustração demonstrando o sistema de contensão do ísquio. Além do apoio do corpo *(P)*, o recorte é mais alto, e o formato do encaixe acima do grande trocanter garante contra pressão *(CP)*, que mantém alinhamento anatômico do fêmur e melhor padrão de marcha.

CAPÍTULO 15 • CONSIDERAÇÕES GERAIS SOBRE PRÓTESES

■ ENCAIXE PARA A DESARTICULAÇÃO DO QUADRIL

O encaixe da desarticulação do quadril é peça que abraça anatomicamente esta região, tendo formato de cesto. A interface visa ao acolchoamento da tuberosidade isquiática, onde se dá o apoio do peso do corpo, e outras proeminências ósseas. Os pontos de apoio e de fixação são demonstrados na Figura 15-26 e ilustram este tipo de encaixe.

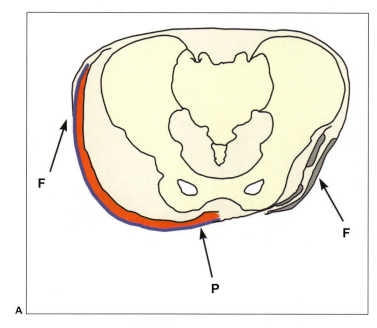
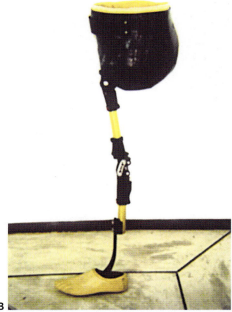

Fig. 15-26. (**A**) O traço azul ilustra o encaixe rígido e o suporte do peso do corpo *(P)*. A fixação é garantida por cinto de couro preso ao encaixe rígido por rebite, e afivelado ou preso por velcro na região anterior *(F)*. (**B**) Prótese para desarticulação do quadril, com encaixe laminado em fibra de carbono e interface em polietileno expandido, com sistema de fechamento em velcro.

AMPUTAÇÃO E RECONSTRUÇÃO NAS DOENÇAS VASCULARES E NO PÉ DIABÉTICO

■ COMPONENTES PROTÉTICOS

Nos tempos modernos, como amputações eram freqüentes em campos de batalha, armeiros eram também protéticos. Peças metálicas, articuladas, como usadas nas armaduras eram usadas como substitutos de pés e joelhos amputados.

A disponibilidade de novos materiais, elásticos e com memória, propiciou avanços no campo protético. Bell, de grupo canadense, em 1956, em conjunto com a descrição de sistema de prótese para a desarticulação do quadril, descreveu sistema simples de pé protético, ainda hoje dos mais utilizados. O pé, sem articulações, pelo fato de ter o calcanhar flexível, permite a marcha satisfatória. O sistema conhecido pela abreviatura SACH (*solid ankle cushion heel* – tornozelo sólido acolchoado no calcanhar) é ilustrado na Figura 15-27.

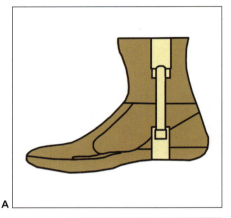
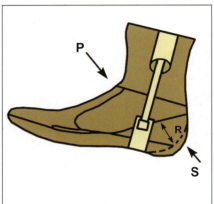
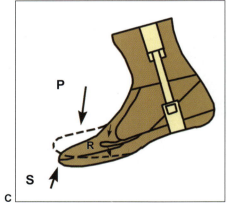

Fig. 15-27. (**A**) Pé SACH (*solid ankle cushion heel*). (**B**) Durante a fase de apoio do calcanhar *(P)*, o coxim de borracha do calcanhar se deforma *(R)* pela reação do solo *(S)*, permitindo o movimento da marcha. (**C**) Na fase de desprendimento, a flexibilidade do antepé proporciona o rolamento. A resistência *(R)* é dada por lâmina flexível no interior do pé.

Apesar da simplificação representada pelo pé SACH, pés articulados continuaram sendo utilizados (Figs. 15-28 e 15-29). Outra inovação influenciada pela característica de novos materiais foram os pés de retorno de energia. O mais eficiente foi desenvolvido por Van Phillips, protético e amputado transtibial, nos Estados Unidos na década de 1980. O sistema de baseia na memória e resistência a ciclos de repetição da fibra de carbono. Estas características, de flexibilidade e retorno à posição original após deformação, tornam a fibra de carbono útil em várias áreas: varas de pesca, mastros de embarcações à vela, equipamentos de atletismo, como o do salto com vara, usam este princípio. A energia da fase de deformação, como, por exemplo, do atleta que vai ultrapassar o obstáculo, flexionando a vara após a corrida e apoio no solo, retorna em seguida, pela característica do material, impulsionando-o para cima. De fato é semelhante ao efeito mola dos metais. A diferença é que o carbono tem mais resistência à repetição do movimento, com dimensionamento adequado, e é mais leve. A idéia utilizada para os pés protéticos foi a de acoplar peças curvas e chatas, laminadas de fibra de carbono, que se deformassem durante fases da marcha, retornando posteriormente esta energia ao paciente. De certa forma, mimetiza a ação muscular. O sistema é demonstrado na Figura 15-30.

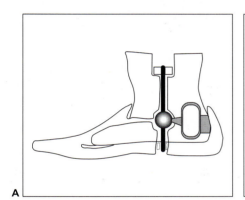
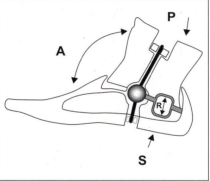

Fig. 15-28. (**A**) Pé articulado, em situação de repouso. (**B**) Sob a ação do peso do corpo *(P)*, e a reação do solo *(S)*, observa-se o movimento articular *(A)* de flexão plantar. Coxim de borracha no calcanhar é comprimido nesta fase, e a reação da borracha *(R)* promove o retorno à posição de repouso. Na fase de apoio anterior e desprendimento da marcha funciona de forma semelhante ao pé SACH.

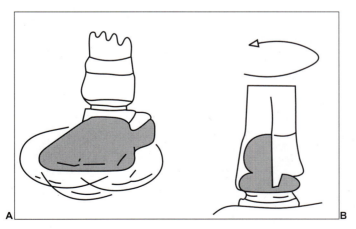

Fig. 15-29. (**A**) Neste tipo de sistema, além da flexão plantar, outros movimentos são possíveis. (**B**) Peça de borracha arredondada, acoplada a outros mecanismos na articulação do tornozelo, é responsável por este grau de movimentos.

234 AMPUTAÇÃO E RECONSTRUÇÃO NAS DOENÇAS VASCULARES E NO PÉ DIABÉTICO

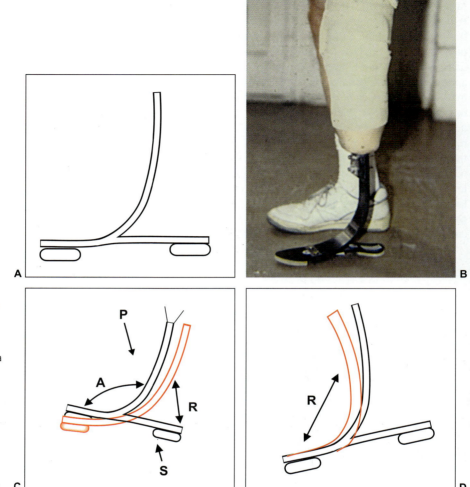

Fig. 15-30. (**A**) Pé em lâmina de carbono. (**B**) Exemplo em paciente. (**C**) Sob a ação do peso do corpo *(P)*, além de movimento semelhante ao da articulação *(A)*, que permite flexão plantar, a energia da deformação da lâmina (em vermelho) retorna de forma importante para o paciente *(R)*. (**D**) O mesmo acontece no rolamento anterior. A deformação da lâmina se transmite para o paciente como se fosse ação muscular.

CAPÍTULO 15 • CONSIDERAÇÕES GERAIS SOBRE PRÓTESES

■ PEÇAS DE CONEXÃO E ALINHAMENTO

Os diferentes componentes protéticos precisam se conectar, e sua posição ser ajustada para a marcha, tanto de forma estática como dinâmica. Quando componentes de madeira são utilizados, a conexão entre os blocos e a posição de colagem define o alinhamento. Posteriormente, com a prótese pronta, permitem-se poucos ajustes, que resultam em aparelhos pesados.

Os principais sistemas utilizados atualmente são conectores em pirâmide e em disco com parafuso central. Estes sistemas permitem movimentos das peças de conexão e componentes principais e ajustes de alinhamento (Fig. 15-31).

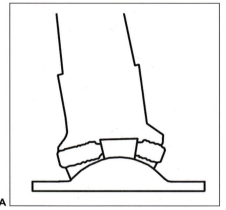
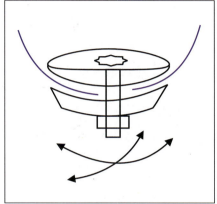

Fig. 15-31. (**A**) Sistema de alinhamento em pirâmide. (**B**) Sistema de alinhamento de discos com parafuso central.

■ SISTEMAS DE JOELHO

As articulações mecânicas usadas como substitutos do joelho têm características funcionais distintas. O joelho que por muitas décadas foi o mais utilizado nas próteses das amputações transfemorais, o sistema JUPA da companhia alemã Otto-Bock permite ilustrar várias delas (Fig. 15-32).

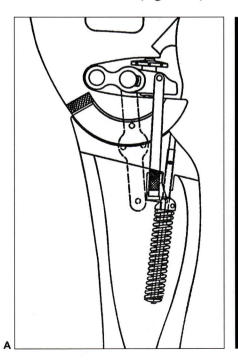
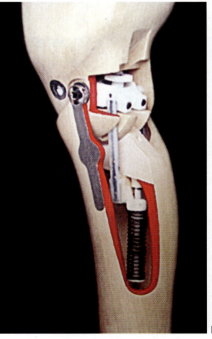

Fig. 15-32. (**A** e **B**) Joelho em bloco de madeira (JUPA). Este joelho tem importantes características. É uniaxial, mas seu eixo é colocado atrás da linha do centro de gravidade tornando-o mais estável. Tem sistema de mola que aumenta progressivamente a resistência à flexão e auxilia a extensão do joelho. E possui também freio de fricção, que aumenta a resistência à flexão sob carga.

Fig. 15-33. Sistema de joelho em metal com as seguintes características:
(A) Sistema de acoplamento com alinhamento em pirâmide, superior e inferior.
(B) Eixo do joelho. Note-se que o joelho é uniaxial.
(C) Identifica bloco de metal com fenda colocado ao redor do eixo. Esta peça é presa por pequeno eixo que se vê na continuidade do parafuso.
(D) Quando peso é colocado, a fenda se fecha e freia o joelho. *(E)* Identifica mola ao redor de parafuso, ao qual se tem acesso pela parte inferior. Quando apertado, abre a fenda da peça C e diminui o efeito do freio.
(E) Mostra pequena cunha de metal, que pode ser apertada por parafuso posterior, e que também regula a fenda da peça C, causando fricção no eixo. *(F)* Este parafuso prende peça de plástico à qual se acopla mola. Esta, colocada na parte tubular da perna da prótese, auxilia a extensão do joelho.

O joelho JUPA foi por tanto tempo popular que chegou a ditar normas em relação à decisão sobre nível de amputação. Por ser de bloco de madeira, necessitava espaço para ser colocado na prótese. Era comum se ouvir entre os cirurgiões, que era necessário fazer a secção do fêmur cerca de 10 cm acima da interlinha do joelho para ter espaço para o "JUPA".

Com o advento dos sistemas modulares, as características dos sistemas antigos de madeira puderam ser compactadas. A Figura 15-33 ilustra o modelo também da mesma firma alemã que substituiu em popularidade o modelo de madeira.

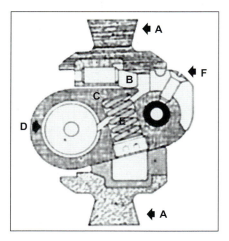

Este sistema, mais moderno, leve e funcional, ainda hoje é muito utilizado. Mas, ainda não resolve o problema de cotos mais longos, como os da desarticulação do joelho. Para estes níveis, joelhos com arranjos de barras multiaxiais foram a solução. A Figura 15-34 exemplifica um dos primeiros sistemas desenvolvidos para cotos longos.

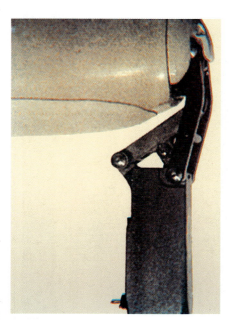

Fig. 15-34. Sistema de joelho policêntrico de 4 barras, demonstrando que durante a flexão há pouca projeção, servindo para cotos longos.

CAPÍTULO 15 ♦ CONSIDERAÇÕES GERAIS SOBRE PRÓTESES

Estes joelhos de barras multiaxiais têm outras características importantes. Assim como o joelho humano, seu eixo instantâneo de rotação é variável, o que confere ao mecanismo movimento mais fisiológico. A Figura 15-35 ilustra o movimento do eixo do joelho humano e o de um sistema policêntrico.

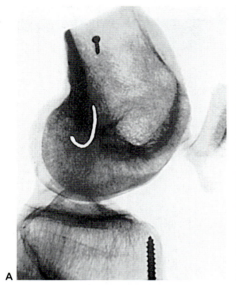
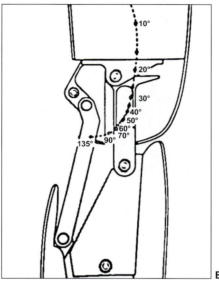

Fig. 15-35. (**A**) A linha branca mostra o movimento do centro instantâneo de rotação do joelho humano. (**B**) Sistema policêntrico mostrando a variação do eixo de rotação em graus.

Além deste movimento mais fisiológico, joelhos policêntricos têm, em extensão, o centro de rotação definido como o ponto de encontro de linhas que representam o prolongamento de suas hastes. Este ponto é habitualmente mais alto que nos sistemas uniaxiais. Define-se também, pela ação muscular da musculatura do quadril, zona na coxa conhecida como triângulo de estabilidade voluntária. Com o deslocamento para cima do eixo de rotação dos joelhos policêntricos, com muito mais probabilidade eles caem dentro da zona de estabilidade voluntária. Ou seja, joelhos policêntricos são mais estáveis, resistindo mais à flexão involuntária. A Figura 15-36 ilustra este aspecto.

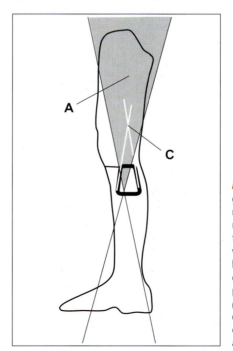

Fig. 15-36. As linhas de força geradas pela ação da musculatura do quadril e a reação do solo definem o triângulo de estabilidade voluntária *(A)*. As linhas brancas mostram como o centro de rotação de joelho policêntrico, por ser mais alto *(C)*, tem maior probabilidade de cair nesta zona, o que confere maior estabilidade aos sistemas.

Em relação à impulsão e desaceleração feitas durante a fase de balanço da marcha, que eram ações feitas por molas, cilindros pneumáticos ou hidráulicos, com válvulas de regulagem, têm também tornado o movimento das articulações mecânicas mais suave e harmônico. Esquema e exemplo de sistema pneumático são mostrados na Figura 15-37.

Fig. 15-37. (**A** e **B**) Esquema representando a ação do cilindro pneumático durante a flexão e extensão do joelho. (**C**) Sistema de joelho policêntrico de quatro barras, mostrando em corte o cilindro pneumático aberto.

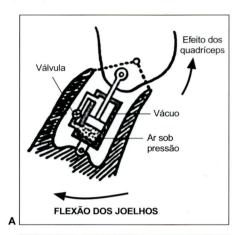
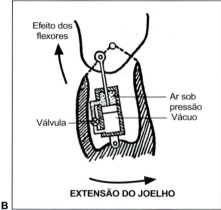
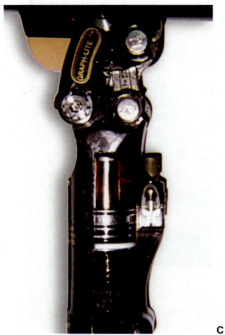

Diversos tipos de sistemas, hidráulicos ou pneumáticos, uni ou poliaxiais são disponíveis atualmente. Sistemas eletrônicos podem controlar as válvulas destes cilindros, e são avanços tecnológicos recentes (Figura 15-38).

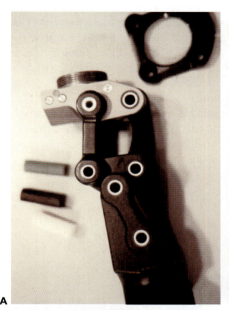
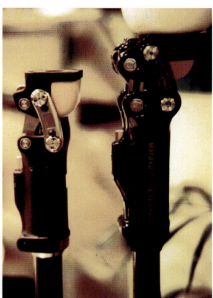
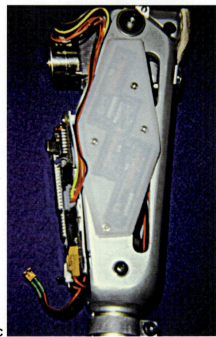

Fig. 15-38. (**A**) Joelho policêntrico de 6 barras, com controle hidráulico. (**B**) Joelhos policêntricos de 4 barras, em fibra de carbono, pneumáticos. (**C**) Joelho uniaxial com controle eletrônico.

■ ARTICULAÇÕES DO QUADRIL

Apesar de todos estes avanços tecnológicos, a estabilização do joelho mecânico é processo ativo, que depende da contração muscular e força do braço de alavanca do membro residual. Para tanto, a musculatura do coto de amputação e do quadril interfere. O controle sobre a prótese depende também de condições gerais do paciente. Deste modo, muitos amputados transfemorais geriátricos se sentem mais seguros e, às vezes, só conseguem deambular se usarem joelhos com trava. Estes sistemas são destravados manualmente quando o paciente senta. Ao adotar a posição ereta, a mola trava o joelho automaticamente, de forma que o paciente caminha sem perigo de cair acidentalmente pela flexão involuntária do joelho.

As peças mecânicas que substituem o quadril são relativamente mais simples. Exemplos destas articulações são apresentados na Figura 15-39. Durante a marcha o movimento é relativamente pequeno, e impulsores de mola ou borracha são utilizados. Algumas têm travas, que somente são soltas para sentar.

Fig. 15-39. Exemplos de articulação do quadril.
(**A**) Sistema de mola.
(**B**) Sistema em borracha.
(**C**) Sistema com trava.

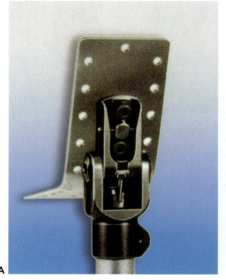
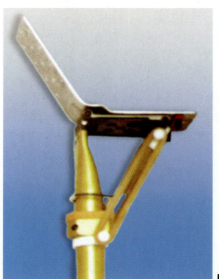
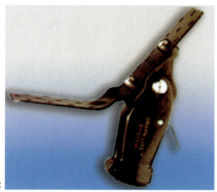

Bibliografia

Albers M, Fratezi A, De Luccia N. Assessment of quality of life of patients with severe ischaemia due to infrainguinal arterial occlusive disease. *J Vasc Surg* 1992; 16:54-59.

Armstrong DG, Lavery LA, Harkless LB. Who is at risk for diabetic foot ulceration? In: Armstrong DG, Fish SE (eds). *Healing the diabetic wound*. Philadelphia: Saunders, 1998; pp 11-9.

Andrade MFC, De Luccia N, Lobato A, Franco RS, Moron RA. Desarticulação coxofemoral por doença vascular periférica. Anais do XXIX Congresso da Sociedade Brasileira de Angiologia e Cirurgia Vascular, p. 82.

Baudens JBL. *Nouevelle methode des amputations*, Première Mémoire, Amputation Tibio-tarsienne *Germer Baillière Libraire*, 1842.

Bickel WH. Amputation below the knee in occlusive arterial disease. *Surg Clin North Am* 1943;23:982-994.

Bowker JH, San Giovanni TP. Amputations in diabetes mellitus: toesto abve knee. In: Boulton AJM, Connor H, Cavanagh PR. *The foot in diabetes.* New York, 2000.

Boyd HB. Amputation at the foot with calcaneotibial arthrodesis. *J Bone Joint Sur* 1939; 31(4):997-1000.

Brodsky JW. An improving method for staging and classification of foot lesion in diabetic patients. In: Bowker JH, Pfeifer MA (eds). *The diabetic foot*. St. Louis: Mosby, 2001; pp. 73-282.

Burgess EM. The below knee amputation. *Bull Prosthet Res* 1968;10:19-25.

Camilleri AL. L'arthrodese tibio-calcanéenne avec astragalectomie (AATCA) dans les écrasements du pied. Justification. Protocole opératoir. Indications. In: Cahiers déseignement de la SOFCOT. *Sauvetage des Membres en Traumatologie*. Paris: Expansion Scientifique Publications, 2003.

Chang KM, Chueng D, Sher A, Leung P, et al. A 24 year survey of amputees in Hong Kong. *Prosthet Orthot Int* 1984; 8:155-158.

Charcot J-M. Sur quelques arthropaties qui paraissent dependre d'une lesion cerveau ou de la moelle epiniere. *Arch Physiol Norm Pathol* 1868; 1:161-78.

Chikara A, Yamagushi TK, Ishida Y. Innovations in leprosy foot management in myanmar. Anais do 11th. *World Congress Int Society for Prosth Orth,* 2004; 292.

Christensen S. Lower extremity amputation in the county of Aalborg 1961-1971. *Acta Orthop Scand* 1976; 47:329-334.

De Luccia N, Pinto MA, Guedes JP. Rehabilitation after amputation for vascular disease: a follow-up study. *Prosthet Orthot Int* 1992; 16:124-127.

Engstrom B, Van De Ven C. *Therapy for amputees*. Edinburgh: Churchill, Livingstone, 1999.

Eloesser L. On the Nature of Neurophatic Affections of the Joints. *Ann Surg* 1917;66:201-7.

Ertl J. Uber amputationsstumpfe. *Die Chirurgir* 1949; 20:5:218-224.

Fleurant FW & Alexander J. Below knee amputation and rehabilitation of amputees. *Surg Gynec Obstet* 1980; 151:41-44.

Fontaine R, Kim M, Kieny T. Die Chirurgische Behandlung der Peripheren Durch-Blutungsstörungen. *Helvetia Chirurgica Acta* 1954; 5/6:199-533.

Frang R, Taylor L, Porter J. Amputation in basic data underlying clinical decision making in vascular surgery. Quality medicine, Publishing St. Louis Missoure, Inc., 1994.

Harris PL, Read F, Eardley A, Charlesworth D, Wake Field J, Sellwood RA. The fate of elderly amputees. *Br J Surg* 1974; 61:665-668.

Kim YC, Park CI, Kim DY, Shin JC. Statistical analysis of amputations and trends in Korea. *Prosthet Orthot Int* 1996; 1996; 20:88-95.

Kunlin J. *Le traitement de l'artérite oblitérante par la greffe veineuse*. Soc. Fr. de Cardiologie, 19 déc., 1948.

Liedberg E, Persso BM. Increased incidence of lower limb amputation for arterial occlusive disease. *Acta Orthop Scand* 1983; 54:230-234.

Lysfranc J. *Nouvelle Méthode opération pou lámputation partielle du pied dans son articulation tarso-metatarsalennes*. Paris: Gabon, 1815.

Logerfo FW, Coffman FD. Vascular and microvascular disease on the foot in diabetes. *N Engl J Med* 311:1615-9, 1984.

Loro A, Franscheschi F. Prevalence and casual conditions for amputation surgery in the third world tem years experience at Dodoma Regional Hospital, Tanzania. *Prosthet Orthot Int* 1999; 23:217-224.

Malone JM, Moore W, Goldstone J, Malone SJ. Therapeutic and economic impact of a modern amputation program. *Ann Surg* 1979; 189:798-802.

Mandrup-Poulsen T & Jensen JS. Incidence of major amputation following gangrene of the lower limb. *Prosthet Orthot Int* 1982; 6:35-37.

Mooney V, Wagner W, Waddell J, Ackerson T. The below-the-knee amputation for vascular disease. *J Bone and Joint Surg* 1976; 58-A:365-368.

Moore WS. Amputation symposium: introduction. *Arch Surg* 1981; 116:79.

Moore WS, Hall A D, Lim RC. Below knee amputation for ischaemic gangrene. Comparative results of conventional operation and immediate postoperative fitting technique. *Am J Surg* 1972; 124:127-134.

Most R, Sinnock P. The epidemiology of lower extremity amputation in diabetic individuals. *Diab Care* 1983; *6:87-91*.

Murdoch G. Syme's amputation. *Ann Royal Coll Surg* 1978.

Narang IC, Mathur BP, Singh P, Jape VS. Functional capabilities of lower limb amputees. *Prosthet Orthot Int* 1984; 8:43-51.

Pedersen H. The problem of the geriatric amputee. *Arti cial Limbs* 1968; 12,2: i-iii.

Pirogoff NI. Kostno-plasticheskoye udlineniye goleni pri villushtshenii stopi. *Voyenno Med J*, St Petersburg 1854; 63-83.

Pohjolainen T & Alaranta H. Lower limb amputations in southern Finland 1984-1985. *Prosthet Orthot Int* 1988; 12:9-18.

Porter JM, Baur GM, Taylor LM. Lower-extremity amputation for ischaemia. *Arch Surg* 1981; 116:89-92.

Ricard A, Launay P. *Technique chirurgicale*. Paris: Octave Doin, 1905. Vol. II, p. 591.

Rutherford R, Baker J, Ernst C, Johnston W, Porter J, Ahn S, Jones D. Recommended standards for reports dealing with lower extremity ischemia: revised version. *J Vasc Surg* 1997; 26,3:517-538.

Sanders RJ, Augspurger R. Skin flap measurement for below-knee amputation. *Surg Gyn Obs* 1977; 145:740-742.

Sanders, LJ Frykberg RG. Diabetic neuropatic osteoarthropathy – the charcot foot. In: Fryberg RG (ed).*The high risk foot in diabetes mellitus*. New York: Churchill Livingstone, 1991.

Söderberg B, Anders W, Schaarschuch, Persson BM. In: *Partial foot amputations: guideline to prosthetic and surgical techniques*. Helsinborg: Centre for Partial Foot Amputees, 2001.

Spichler ERS, Spichler D, Lessa I, Costa A, Franco LJ, LaPorte R. Capture-recapture method to estimate lower extremity amputation rates in Rio de Janeiro, Brazil. *Rev Panam Salud Publica/Pan Am J Public Health* 2001; 10(5).

Staats TB. The rehabilitation of the amputee in the developing world: a review of the literature. *Prosthet Orthot Int* 1996; 20:45-50.

Steinberg FU, Sunwoo IS, Roettger RF. Prosthetic rehabilitation of geriatric amputee patients: a follow-up study. *Arch Phys Med Rehabil* 1985; 66:742-745.

BIBLIOGRAFIA

Sugarbaker PH, Chretien PB. A surgical technique for hip disarticulation. *Surgery* 1981; 90:546.

Sykes MT, Godsey JB. Vascular evaluation of the problem diabetic foot ? In: Armstrong DG, Fish SE (eds). *Healing the diabetic wound*. Philadelphia: Saunders, 1998. pp. 49-83.

Syme J. Amputation at the ankle joint, Edinburgh Monthly *J Med Sci* 1843; 2:93. TASC. J Vasc Surg 31:1, 26, 2000.

Van Der Meij WKN. *No leg to stand on*, Prosth International Book Production, 1995; pp101.

Vasconcelos E. *Métodos modernos de amputação*. São Paulo: Companhia Editora Nacional, 1942. p. 162.

Wagner WF. Syme's amputation done in two stages for diabetics, dysvascular gangrene and infection. New York: Presented at ISPO World Congress, 1977.

Wagner WF. A *classification and treatment program for diabetic, neuropathic, and dysvascular foot problems*. AAOS Instructional Course Lecture, 1979 vol XXVIII.

Wagner WF. The Syme ankle disarticulation. In: *Atlas of limb prosthetics*. Mosby Year Book, 1992.

Weiss M, Gawronski R, Gielsynski A, Gorski W, Fiutko R, Kowalski M, Paradystal T, Makowski J, Wirski J. *Myoplastic amputation*, immediate prosthesis and early ambulation. Washington D.C. U.S. Dept. of Health, Education and Welfare, *Public Health Service*, National Institutes of Health, 1971.

Índice Remissivo

A

Acidente automobilístico e amputações, 17f
Acidente de trabalho, e amputações, 17f
Adams, 177
Álcool, relacionado à neuropatia, 7
Alexander, 5
"Amputação da articulação do tornozelo", 155
Amputação de Syme, 160, 162f
Amputações
   aterosclerose, 11-13, 13f
   causas, 9f, 11-25
   desarticualções dos dedos e, 110-113
   desarticulações mediotársicas e, 121-123
   história do desenvolvimento da medicina e da técnica operatória, 1, 1f
   infecção, 14-16
   longitudinais de metatarsos, 114-115
   níveis, 9f
   parciais de pé, 109-144
   transfemorais, 193-199
      encaixe nas, 224-230
   transmetatarsianas, 116-117
   transtibiais, 161-175, 162f
      encaixe para as 220-222
   trauma, 17-18
Análise das formas de onda com Doppler
   teste não-invasivo para estimativa de isquemia tecidual, 69
Análise gráfica do volume do pulso
   teste não-invasivo para estimativa de isquemia tecidual, 69
Anastomose proximal, 60, 61f
Anestesia, 71
Angioplastia, 50, 52
Armstrong, DG *et al*
   sistema de classificação das lesões diabéticas, 83
Arteriografia, 72-73
   teste não-invasivo para estimativa de isquemia tecidual, 69
Arterites associadas à colagenoses
   causa de amputação, 19, 20
Arterites transinfecciosas
   causa de amputação, 19, 20, 20f
Articulação do joelho
   preservação da, 173-174
Articulações do quadril, 240
Arterosclerose, 27
   morte celular isquêmica por, 11-13, 13f
   do diabético, 19, 68

B

Bacilo anaeróbico
   morte celular causada por, 15
Bauden, JBL, 155
Bickel, WH, 164
Boyd, HB, 128, 129
Brodsky
   sistema de classificação das lesões diabéticas, 83
Burgess, E., 164, 193

C

Calcificação da parede arterial, 27, 28f
Calcificação de Mönckeberg, 27
Camilleri, AL, 128, 129
Centro de Reabilitação da Universidade de Hong-Kong, 7
Centro de Reabilitação de Pune, 7
Chang *et al*, 7
Chikara *et al*, 7
Cicatrização de feridas
   estudo da, 98
Cintilografia miocárdica, 70f
Clostridium, 15
Colágeno heterólogo
   técnicas de revascularização e, 51
Componentes protéticos, 232
Cosme e Damião, 1, 1f
Cura de Justiniano, 1, 2f

D

De Luccia *et al*, 7
Debridamentos associados a revascularizações, 97-99
Debridamentos de lesões não-isquêmicas, 100-101
Deposição de gordura abaixo do endotélio
   formas de manifestação da arteriosclerose, 27
Derivação axilobifemoral, 49
Derivação axilofemoral, 49

Derivação femorofemoral, 49
Derivação iliofemoral, 49
Derivação ilooilíaca, 49
Desarticulação do joelho, 177-191
   encaixe para a, 223
Desarticulação do quadril, 201-213
   encaixe para a, 231
Desarticulação do tornozelo, 155-160
   encaixe para a, 219
Desarticulação dos metatarsianos, 118-120
Diabetes Mellitus
   gangrena de extremidades e, 6, 6f, 8
   associado à aterosclerose, 6
   doença arterial obstrutiva e, 28
   doença vascular e, 67-96
Diabéticos
   amputação em, 6, 7
   doença neurológica dos, 7
Disfunção microcirculatória não-oclusiva, 67
Doença Arterial Obstrutiva Periférica (DAOP), 27-47
   como causa de amputação, 5
   avaliação do paciente, 29
   exame físico
      ausculta, 34, 34f
      inspeção, 30-31, 30-31f
      palpação, 32-33, 32-33f
   manifestações clínicas, 29
   métodos de imagem para diagnóstico da DAOP
      angiorressonância, 45, 46f
      arteriografia, 41-45, 41-44f
      eco-Doppler, 47, 47f
   métodos para a avaliação quantitativa da isquemia dos membros inferiores
      medida de pressão no dedo, 38, 38f
      medida de pressão transcutânea de oxigênio, 40, 40f
      medidas de pressão no tornozelo, 36-38, 37f
      registros gráficos, 39, 39f
Doença arterial oclusiva
   isquemia de membros superiores devido à, 13
Doença macrovascular, 68-72
Doença vascular, 8
   amputações e, 22-23
   diabetes e, 67-96
Doenças arteriais
   gangrena e, 19-21
Doenças arteriais inflamatórias, 27
   amputações e, 5
Doenças arteriais oclusivas
   amputações e, 5

E

Ecocardiograma
   teste para estimativa de isquemia tecidual, 69

Egstrom, 8
Encaixe
   nas amputações transfemorais, 224-230
   para a desarticulação do joelho, 223
   para a desarticulação do quadril, 231
   para a desarticulação do tornozelo (Syme), 219
   para as amputações transtibiais, 220-222
Endopróteses, 52
Enxertos
   aortofemorais, 49
   aortoilíacos, 49
   plantares, 148
Esclerodermia, 20, 27
   amputações e, 5
Esclerose calcificante da média, 27
Esclerose de Mönckeberg, 68

F

Fístulas arteriovenosas, causas de amputação, 22
Fleurant, FW, 5
Fontaine
   sistema de classificação das lesões diabéticas, 83
Franceschi, 8
Frang *et al*, 5
Fryberg, 75
Função renal
   avaliação em relação à doença arterial, 71, 72

G

Gangrena
   de extremidade
      causadas por uso de drogas vasoativas, 21
      em decorrência de doenças arteriais, 6
      septicemia e, 21, 21f
   isquêmica, 13
   seca, 11f, 13
   tecidual, 12
   gasosa, 8, 15, 16
Guerras
   amputações e, 8

H

Hanseníase
   relacionada à neuropatia, 7, 8
Harris *et al*, 5
Hemangiomas
   causa de amputação, 22
Hemipelvectomia, 211, 212
Hemoestasia
   história do desenvolvimento da medicina e da técnica operatória e, 1
Hipertensão
   doença arterial obstrutiva e, 28
Hipertensão venosa crônica
   causa de amputação, 22, 22f
Hipócrates, 177
História do desenvolvimento da medicina e da técnica operatória, 1

ÍNDICE REMISSIVO

I

Incidência
  amputações, 5-9
Índice tornozelo/braço
  teste não-invasivo para estimativa de isquemia tecidual, 69
Infecção
  como causa de amputação, 14-16
Intervenções endovasculares, 50
Isquemia, 7, 15f
  compensada, 34
  de membros superiores devido à doença arterial oclusiva, 13
  descompensada, 34, 35
  do pé, 11f
  relativa, 34
  tratamento
    aspectos técnicos dos procedimentos de revascularização, 52
    endarterectomia, 54-57
    intervenções no território aortoilíaco, 49-50
    intervenções no território infra-inguinal, 50-52
    operações cirúrgicas em derivação ou ponte, 57-63
    revascularizações com outros materiais autógenos, 63-65
    técnicas endovasculares, 52-54

J

Joelho JUPA, 235-239
Joelho mecânico
  desarticulação do joelho e, 190
Jornal Médico Mensal de Edinburgo, 155
Justiniano, 1

K

Kim *et al*, 7

L

Larrey, D., 98
Liedberg, E., 5
Linfedemas de longa evolução
  causa de amputação, 23, 23f
Loro, A., 8
Lúpus eritematoso sistêmico, 5, 20, 27
Luva de uretano
  desarticulação do joelho e, 190

M

Malone *et al*, 6
"Mata-borrão"
formato, na osteoartropatia de Charcot 74, 76f
Medidas da pressão do tornozelo
  teste não-invasivo para estimativa de isquemia tecidual, 69
Medidas de pressão nos dedos do pé
  teste não-invasivo para estimativa de isquemia tecidual, 69
Medidas de pressão sistólica com Doppler
  teste não-invasivo para estimativa de isquemia tecidual, 69

Meninginte, 20
Meningite meningocócica
  gangrena de extremidades e, 6
Meningomielocele
  amputações e, 7, 8
Meningomielocele, 23, 25f
Microangiopatia e neuropatia diabética
  apresentação clínica, 77-82
  classificação das lesões diabéticas, 83-96
  diagnóstico, 77-82
  fisiopatologia, 73-76
Money *et al*, 6
Moore, WS, 164
Morte celular isquêmica por aterosclerose, 11-13
Murdoch, G., 155

N

Narang *et al*, 7
Necrose seca, 15f
Neoplasia, 8
Neuropatia diabética, 6, 6f, 7, 14, 14f
  diagnóstico diferencial, 74

O

Operação de Chopart, 124-127, 128, 134
Operação de Pirogoff, 128, 129
Operações na região do retropé, 124
"O problema do amputado geriátrico", 161
Osteoartropatia de Charcot, 74, 75f, 92, 92f, 108
Osteomielite hematogênica, 8
Osteotomia da tíbia, 168
Osteotomias associadas aos debridamentos, 106
Oxigenoterapia hiperbárica
  tratamento, 16

P

Pé
  preservação do, em condições especiais, 137
  procedimentos realizados no, 97-108
Peças de conexão e alinhamento, 235
Peças de encaixe para diferentes níveis de amputação, 218
Pedersen, H, 161
Peterson, 5
Pirogoff, 128
Placa de ateroma, 27, 28f
  remoção, 54-57, 55-57f
Porter *et al*, 6
Pós-guerra
  amputações e, 8
Preservação do pé em condições especiais, 137
Pressão transcutânea de oxigênio
  teste não-invasivo para estimativa de isquemia tecidual, 69

Procedimentos especiais em segmentos remanescentes de amputações anteriores, 136
Procedimentos realizados no pé, 97-108
Próteses
 para hemipelvectomia, 213
 considerações gerais sobre, 215-240
 desarticulação do joelho e, 190
Pseudomonas
 infecção por, 105
PTFE- politetrafluoroetileno expandido
 técnicas de revascularização e, 51

Q

Quadril, desarticulação do, 201-213

R

Reabilitação
 amputações dos dedos e, 113
 palmilhas de acolchoamento, 117, 117f
Relato de caso 1, 138-140
Relato de caso 2, 140-142
Relato de caso 3, 143-144
Remoção de hiperceratoses ungueal e plantar, 101-102
Ressecção parcial do calcâneo, 131
Retalhos musculares, 149
Retalhos pediculados, 149
Retropé
 operações na região do, 124-127, 128-131
Revascularização *in situ*, 51
Revestimento cutâneo após preparação do leito da ferida, 103-105
Ricard, A, 128
Rutherford *et al*
 sistema de classificação das lesões diabéticas, 83

S

SACH (*solid ankle cushion hell* – tornozelo sólido acolchoado no calcanhar), 232, 233
Sanders, 75
Serra de Gigli, 166, 167, 211
Serras oscilatórias elétricas, 166, 167
Serras pneumáticas, 166, 167
Sistema de classificação de risco de pé diabético, 84
 grupo 1, 84-88, 96q
 grupo 2, 88-96
Sistemas de joelho, 235-239
Sociedade Internacional de Próteses e Órteses, 215
Söderberg *et al*, 155
Spichler *et al*, 8
Steinberg *et al*, 6
Stents, 52
Syme, J., 155

T

Tabagismo
 como fator de tromboangeíte obliterante, 19
 doença arterial obstrutiva e, 28
 tromboangeíte obliterante e, 27
Técnica cirúrgica
 amputação transfemoral, 195-198
 amputação transtibial, 164
 desarticulação do joelho, 178-184
 desarticulação do quadril, 202-210
 desarticulação do tornozelo, 156-158
Técnica *in situ*, 51
Técnicas de revascularização do território infra-inguinal e infrapoplíteo, 51
Teste do tallium-dipiridamol ou MIBI-dipiridamol, 69
Tornozelo, desarticulação do, 155-160
Transplante, primeiro, 1
Tratamento das diferentes estruturas
 musculatura, 150
 nervos, 151
 ossos, 153-154
 pele, 146
 relato de caso, 147-149
 vasos sanguíneos, 152
Trauma, 8, 17-18
Tromboangeíte obliterante, 27
 amputações e, 5
 causas de amputação, 19, 19f
Trombose
 prevenção, 73
Tumores ósseos, 23, 23f
 amputações e, 8

U

Úlcera plantar, 106, 106f, 107f, 108
Universidade de Yonsei, 7

V

Valvulotomia, 59, 60f
Valvulótomo tipo Mills, 60f
Van de Ven, 8
Van der Meij, 98, 155
Van Phillips, 233
Veia do cordão umbilical
 técnicas de revascularização e, 51
Veia safena, 51, 57
Veia safena homóloga preservada
 técnicas de revascularização e, 51
Velpeau, 177

W

Wagner, WF, 156
 sistema de classificação das lesões diabéticas, 83